U0224329

改变你的作息
改变你的生活

［印度］苏哈斯·克什尔萨加尔 Suhas G. Kshirsagar
［美］米歇尔·西顿 Michelle Seaton　　　　著

孙锦甜　译

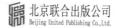北京联合出版公司
Beijing United Publishing Co.,Ltd.

图书在版编目（CIP）数据

改变你的作息，改变你的生活 /（印度）苏哈斯·克什尔萨加尔，（美）米歇尔·西顿著；孙锦甜译.—北京：北京联合出版公司，2019.7（2022.4重印）

ISBN 978-7-5596-2856-5

Ⅰ.①改… Ⅱ.①苏… ②米… ③孙… Ⅲ.①作息制度 Ⅳ.①R163

中国版本图书馆CIP数据核字（2018）第295440号

北京市版权局著作权合同登记号：01-2018-8214号

CHANGE YOUR SCHEDULE, CHANGE YOUR LIFE, Copyright © 2018 by Dr. Suhas G. Kshirsagar. Foreword Copyright © 2018 by Deepak Chopra, MD. Further.

Published by arrangement with HarperWave, an imprint of HarperCollins Publishers.

改变你的作息，改变你的生活

作　者：（印度）苏哈斯·克什尔萨加尔　　（美）米歇尔·西顿

译　者：孙锦甜　　　　　　　　　　　　产品经理：于海娣

责任编辑：牛炜征　　　　　　　　　　　特约编辑：郭　梅

版权支持：张　婧

北京联合出版公司出版

（北京市西城区德外大街83号楼9层　100088）

北京联合天畅文化传播公司发行

天津光之彩印刷有限公司印刷　新华书店经销

字数 161千字　787mm×1092mm　1/32　印张 9

2019年7月第1版　2022年4月第12次印刷

ISBN 978-7-5596-2856-5

定价：58.00元

前 言

○ ○ ◐ ●

　　我的父亲是一名受过科学训练的医生，他以此为豪。因此，毫不奇怪，我也成了一名像他一样的医生。我花费了很长时间才认识到阿育吠陀医学的真正价值，及其与当前其他健康运动的兼容性。如今，阿育吠陀医学事实上可被称为整合医学或整个系统医学的支柱。

　　1991年，我写了《完美健康》（*Perfect Health*）一书，阐述了阿育吠陀医学所倡导的日常生活准则，我想知道读者是否会接受与西方默认模式截然不同的生活方式。幸运的是，人们对认识自己的身体有着天然的浓厚兴趣，这使我备受鼓舞。对身体类型的认识是了解阿育吠陀医学的基本入口，之后它会引导你走向个性化饮食与季节性作息。更重要的是，《完美健康》认为，意识是改变身体和心灵的最强大力量。相比于"替代医学"这一称谓，"以意识为基础"的阿育吠陀医学更容易被人们所接受。在后者中，阿育吠陀医学被提升到一个新的层面，与个体在不同维度（身体、大脑和精神）的进化息息相关。在阿育吠陀医学的传说中，通过高强度的训练，人们可以长命百岁，而在真正的阿育吠陀医学中你将意识到，要想长寿，就要先打破生与死的幻象。

但是，西方医学并未关注如何拓展人的意识，甚至印度、中国等越来越多的东方国家在医学上也开始忽视意识的作用。这简直大错特错！理想的做法是设计一种基于正确饮食、适量运动、管理压力、控制各种负面影响（它们有损健康和寿命，如吸烟和酗酒）的安全网。我认为，社会在这方面已经达到了一个稳定的阶段，因为规避风险的概念正是源于我们的焦虑。由于当前环境（给我们）带来了许多外部攻击，我们的健康处于一种暂时性的不安全状态。

阿育吠陀医学并不反对这些为获得健康而采取的措施，但其主要的关注点在于整体的平衡。这种平衡开始于身体与环境的联系，并将最终使我们对自然产生深厚的信任。印度的传统智慧可以被归结为结束分裂，使意识趋于统一。统一并非一生艰苦的实践之后所获得的奖赏。相反，统一是存在的基态，有统一才有分裂。要回归基态或真实，必须采取一种自然的生活方式，保持身心平衡，同时不断提升对现实世界的认识，换句话说，即对意识领域的拓展，这是至关重要的。

没有一种"替代医学"体系能够实现意识的统一。梵语术语"Upaveda"更接近真理，其中"veda"的意思是"关于现实的教学"，"upa"的意思是"接近、靠近"。"Upaveda"并非纯粹的精神教学，而是一种接近纯教学的辅助教学。西方医学认为这有点可疑，因为科学医学本质上相当于把车辆送给修理工修理。事实上，医学院所教授的机械疗法只是一种荣誉的象征，它告诉人们：一个好医生应该忽略病人那多变的、不靠谱的主观世界，如病人的内心感受、思想、习惯、倾向和其他一切主观意识。甚至精神病学这一跨越边界、走进病人内心世界的专业，也已在很大程度上将症状与适当的药物相匹配——尽管他们一直都知道，药物治疗很难治愈潜在的精神障碍。

如果不去看病，人们在日常生活中很少会花时间去检查伴随自己成长的生活方式，更不会意识到我们的状态、大脑和身体的日常变化，但后者正是阿育吠陀医学所关注的。从正念的角度看，这种意识并不等同于对"吃什么"和"感觉如何"的担心。如果认真对待"Upaveda"中的"upa"部分，每天、每个季节都遵循健康作息，你就能在各个方面达到更健康的状态。

本书所关注的是，随着时间生物学（一门研究时间是如何全方面地影响生理机能的学科）的兴起，西方医学正在经历一场平静的革命。越来越多的证据表明，时间就是身体的一切。数以万亿计的细胞中的每一个过程都是由身体内部的时钟调节的，这个时钟与吠陀经书中描述的时钟非常相似。事实上，古代阿育吠陀医学实践法与现代慢性流行病的缓解方法之间可能存在某种联系，因为它们都强调每日（昼夜）节律的重要性。

2017年，三名时间生物学家获得了诺贝尔奖。他们耗时四十年，致力于解开生物昼夜节律的秘密。他们发现，大自然的昼夜节律会影响植物、动物、人类，甚至某些单细胞细菌的细胞功能。特定的基因甚至会在一天内改变细胞功能。虽然这一发现看起来颇为深奥，但时间生物学中的新成果已经被应用于健康方面，并将对其未来有革命性的影响。

目前已被证实的是，生活方式的选择可以改变DNA的表达方式，但似乎光是吃得好、每周锻炼、睡得好是不够的。正如阿育吠陀医学几个世纪以来的观点一样，我们必须知道哪种作息最适合自己的生理特征，不能与其背道而驰。

这种认识使《改变你的作息，改变你的生活》一书成为西方国家对阿育吠陀医学日益增长的认识的重要补充。尽管书中给出了大量有效的预防性建议，仍有数以百万计的人习惯性地长时间工作，睡眠不规律，还会把手机放在枕头边。他们急匆匆地进食，即使并没有沉溺于那种全国性的对快餐的渴望。"时间疾病"在日常活动中蔓延，人们盯着时间，不断地面临最后期限、超负荷的职责和要求。

对不切实际的生活方式的种种期望如今已慢慢被人们所接受，但新的医学研究正在推翻"我们的身体能够适应异常"的假设。长期的不平衡已成为影响细胞功能的常见病因，罪魁祸首是长期的压力和慢性炎症。如果主要研究人员的研究成果能被证实，那么每一种生活方式疾病，包括心脏病、肥胖、高血压和2型糖尿病等，早在其症状出现的几十年前就已埋下根源。其病源就是由日常压力所造成的不平衡与慢性炎症。只是，压力显而易见，而失衡和慢性炎症的隐蔽性强，很少有人会注意到。

对于不平衡状态，阿育吠陀医学的治疗方法是恢复平衡，然后放松身心，因为身心会自然偏好保持平衡，这既可应对压力，也可处理炎症。在实践中，我们需要按照自然节律去运动、进补和休息。一旦这样做了，晚上就会更易入睡，早上也更易起床，同时还能更轻松地保持健康的体重、抵抗垃圾食品的诱惑，甚至能更轻松地摆脱干扰，从而为实现个人目标腾出更多时间。

阿育吠陀疗法已经被教授了数千年。它认为，如果各个自然过程能够统一，那么身体与大脑之间就会建立某种联系。如今，苏哈斯·克什尔萨加尔博士开启了西方世界对阿育吠陀医学的新一轮认知。他的著作以及著作中有关时间生物学的深刻认识，将对每个人的日常作息产生影响。他在著作中展望未来，认为自我关怀将超越人们对医生的依赖，成为更加重要的治愈方式。

如果自我关怀建立在自我意识的基础上，那么我们就接近古代圣人提出的阿育吠陀医学的理想目标了。正是因为有克什尔萨加尔博士这样的人，才能让理想延续下来。更重要的是，在最需要的时候，他一直在推进自我关怀的变革。我认为，他和他的著作就像一位"乌帕谷鲁（Upaguru）"——一位亲切、充满爱心和怜悯的老师，坐在学生身边，给予引导。

——迪帕克·乔普拉，医学博士

目　录

第一章

作息的重要性

◕ ○ ◑ ●

告诉我你的日常习惯，我就能知道你是否健康。告诉我你的就餐时间，我就能知道你能否保持正常体重。告诉我你何时运动，我就能知道你的身体是日渐强壮还是每况愈下。告诉我你每晚何时关闭电视、电脑，我就能知道你对压力的敏感程度。告诉我你何时入睡，我就能知道你是否需要在午后来一杯咖啡助力，或者是否会想在漫长的一天结束时，与爱人同床共枕，安然入梦。

这听起来很神奇吗？其实不然。越来越多的科学证据表明，我们的身体机制与细胞的昼夜节律密切相关。研究表明，就餐时间与食物本身同等重要，运动时间与运动量同等重要。日常作息对人的体重、体力、健康状况和情绪起着决定性作用。不相信吗？经过几十年的研究，糖尿病研究人员早已发现，唤醒处于睡眠周期的实验小鼠并投喂食物，会导致小鼠肥胖。事实上，只需将沉睡的小鼠暴露在微光下，一周内小鼠的体重便会增加。

还是不相信吗？回想一下自己上次出现时差反应时的感受

吧。当时感觉如何？如果经历过时差反应，你就应该知道，它远非睡眠紊乱这么简单，通常还会伴随便秘、胃痛、认知障碍、乏力，以及应力敏感性增强等症状。近期甚至有研究将时差反应与体重增加相联系，认为远距离旅行会导致作息紊乱，使肠道微生物失调。

来我的诊所寻求治疗的患者，大多都是因为受到了体重增加、失眠、疲劳、压力大、忧郁等问题的困扰。我猜，正在阅读本书的你也有同样的困扰。由于现代工作和全天候通信的需要，许多人的生活状态长期不符合身体原本的节律，有时会遭受时差反应，有时会出现睡眠、饮食及运动问题。但我要告诉你一个好消息，这也是我经常对病人讲的：这不是你的原因，是作息的原因。只要稍加改变，你就能轻松减肥，重获活力，安然入睡。遵循身体的自然节律，就能养成健康的日常作息，受益终身。

昼夜节律

生理学家认为身体有其自然节律，并将其称为昼夜节律。它是一种几乎全天候运行的循环机制，会在人们每天清晨感受到第一缕光的时候复位。昼夜节律指导我们的身体何时消化食物、如何准备入睡，以及如何调整体内的血压、新陈代谢、激素分泌、体温、细胞修复等。皮肤细胞也是按照昼夜节律的时刻表进行修复和再生的，甚至肠道微生物的数量也会在一天之内发生巨大变化。肠道中某些菌株会在日间增殖，而其他菌株则会在夜间占据主导地位。一天24小时内，身体功能大有不同。昼夜更替，不同时间细胞和身体系统的作用也不尽相同。正因如此，我们才能知道人们在凌晨两点左右会进入深度睡眠周期，凌晨四点时体温会降到最低值。早上六点四十五左右，血压的增长速度最快；早上八点半是最佳排便时间；早上十点，人的精力最旺盛；中午，身体的消化功能最好；下午，人的协调力、反应力和心血管功能达到巅峰，消化能力却开始下降；日落之后，血压和体温达到一天的峰值；晚上九点，大脑开始分泌褪黑激素，消化速度减半；十点半，肠胃蠕动受到抑制，消化过程缓慢。我们的身体每天都在进行这样的活动，或者说，都应进行这样的活动。因此，当人们跨越时区时，身体机能就会陷入混乱。受光线变化的影响，身体将无法控制上述机能。

这实在令人感叹，因为我们一直认为人类与自然是相互独立的。我们生活在温度可控的家里，在办公室或隔间工作，然而，我们的身体系统却每天都在以可预见的方式变化着，它试图通过感知自然光协调各系统，从而形成中央时钟——自然界中的各有机体都遵循该运行周期。生物学中的新领域——时间生物学——所研究的就是不同有机体的昼夜运行规律。

科学家们正在研究人的日常习惯与昼夜节律的关系，并且已经发现现代生活作息对其有深刻影响。不论你是熬夜看电视还是工作，或是晚餐吃得太多，都会使身体误以为还不到晚上，从而导致生理周期被推迟、睡眠紊乱，早上闹钟一响，你就会立马清醒过来。如果缺乏运动，身体的昼夜节律会在更大程度上受到自然光的影响，反过来又会影响你的身体消化、激素分泌以及神经系统等其他各方面。

我的许多患者经常熬夜至午夜，边工作边吃零食，然后不知道自己为什么直到一点还睡不着。他们早上六点挣扎着起床，不知道自己为什么没有胃口、容易分心。偏离身体自然节律几小时或许看起来没那么严重，但换个角度想的话，每天只从凌晨一点睡到早上六点，就好比晚上从加利福尼亚飞往纽约，直到上班前才飞回来。这样想来，难怪熬夜会让人觉得难受了。

许多常见的身体疾病都是由现代生活作息与身体需求的矛盾所引起或加重的。所幸，生理学家已经开展了多项关于身体时钟以及行为如何影响时钟信号的研究。这个新领域被称为"时间生物学"，它可以帮助人们理解如何通过日常作息促进健康、增强活力。

身体报时

我们的身体总能知道时间，即使有时你都不知道。这听起来可能有些荒唐：我怎么会不知道时间呢？或许你每时每刻都对时间了如指掌：你要赶火车；你要送孩子上学；十五分钟后你要参加一个会议；一小时后你要打电话；你要在干洗店关门前赶到那里；你要在截止日期前完成项目；你预定了晚餐；你设定了一个闹钟（也有可能是两个），每天早上叫你起床。我的患者告诉我，他们始终是知道时间的，他们的每一项日常活动几乎都受时间控制。

但我们的身体内有一个不一样的时钟，它控制着身体细胞和系统的运行。想要了解这个时钟的运行机制，我们需要进入大脑的下丘脑部位。下丘脑位于大脑中央，负责控制我们的身体系统。当人们感受到压力或危险时，下丘脑会激活本能的生理反应。同时，下丘脑也会感知饥渴。当你严格控制饮食时，下丘脑会因为饮食变化误以为你饿了。或许，你知道你并不是饿了，但是身体向大脑传递的信号就是你没得到像往常一样足够量的食物。当你开始运动时，身体会向大脑传递肌肉疲劳、心血管压力增强的信号，下丘脑就会促使你停止运动。当你熬夜做项目时，下丘脑会告诉你：你困了，累了。因此，下丘脑可以接受身体信号，并试图影响人们的行为，使人们保持行为惯性。

下丘脑还可以调节人们无法通过意识控制的事情，比如体温、激素平衡、新陈代谢等。这些变化的发生时间都是可以预知的。比如，体温在夜间达到最高值后会缓慢下降，在黎明时降到最低值。又比如，早上起床后，血压会快速上升，经过白天的缓慢增长，到了晚上开始下降。早上血压快速上升时，血小板浓度最高，因此，清晨是心脏病的高发时段。皮质醇水平的变化也是可以预知的。皮质醇是一种在体内生成的类固醇，有时也被称为"应激激素"。睡觉前，人体内的皮质醇水平最低，夜间逐渐升高。皮质醇对身体的炎症反应有一定作用，因此，起床时疼痛加剧或者发生浮肿也就不足为奇了。白天，皮质醇水平稳步下降，用餐后会出现短时间的回升。

结肠运动——排便的专业名称——在白天也会发生变化。首先，早上结肠恢复运行，蠕动速度是正常速度的三倍，结果可想而知。因此，许多人倒时差时会因便秘而感到阵痛。饮食不规律也会扰乱结肠运动。夜间，结肠运动减缓，排便受阻。此外，人们的情绪和脑电波也会随结肠运动的变化而变化。

为了调节身体系统，下丘脑会从体内组织、器官以及外部环境中寻找线索。因此，人在闻到食物的味道时会感到饥饿，看到危险事物会感到焦虑并采取应对措施。这都无可争议。但是，别忘了大脑每天接收到的最普遍的信号——光。

下丘脑中被称为视交叉上核（SCN）的部分负责感受光线。视交叉上核的大小如同一粒米，含有约两万个神经元。生理学家早前就已知道这些神经元受光调节，它们根据晦明变化调节身体系统。清晨，视网膜接收到光，视交叉上核就会向身体传递"天亮了"的信号。晚上，视交叉上核会向体内的激素合成系统传递信号，使其分泌褪黑激素，提醒人们该何时睡觉。但是直到近二十年，研究人员才开始研究这一小部分神经元对细胞和身体系统到底有多大作用。

时间生物学简史

要想了解时间生物学，我们需要穿越回到两百多年前，那时法国科学家让－雅克·德奥图·德梅朗（Jean-Jacques d'Ortous de Miran）做了一个实验。1792年，德梅朗发现某些植物在日光照射下会张开叶片，到了夜间再闭合，他对此十分好奇。因此，他将这些植物置于黑暗中观察，发现即使全天处于黑暗中，这些植物依旧会在早上张开叶片，到夜间闭合，好像完全不需要阳光。德梅朗对此感到很困惑，许多研究人员重复了他的实验后也感到很不解。一位科学家指出，叶片闭合是"植物休眠"的一种方式。在没有阳光的条件下，这些植物仍然在许多天内都按时开合叶片。德梅朗怀疑植物仍能以某种方式感受到地面上的阳光，但是他并未提出"植物可能具有在特定时间张开叶片的细胞倾向"这一假说。如果当时他提出这样的观点，可能会被视为异端邪说。事实上，两百年后这种观点仍被视为异端学说。德梅朗猜想，这些植物的行为可能与环境中的温度变化或地球自转有关。

更大的疑问在于，为什么叶片开合的自然变动规律不是以24小时为周期。最终，当科学家们能够更详细地研究这些植物时，他们发现，在完全黑暗的环境里，叶片的开合运动不太明显，每22小时进行一次。但是，当植物可以感受到光线时，其开合运动就会恢复到每24小时进行一次。这表明，这些植物在某种程度上具有向光移动的生物倾向，而且光本身也会使植物的运动节律与其内部时钟一致。由于植物需要光，因此，不难推断出光线变化对植物有何影响，但是要想注意到哺乳动物及其他生物也会利用光改变生理功能的现象，则需要一位极其细致的科学家。

这位科学家正是罗马博士弗朗兹·哈伯格（Franz Halberg）。二十世纪四十年代末，年轻的哈伯格在哈佛大学担任研究员，开始监测老鼠体内的白细胞循环水平。到了明尼苏达大学，他继续研究，发现白细胞数量在白天达到顶峰，并于夜间下降。老鼠的种类不同，体内的白细胞循环水平也不同，但呈现出相同的变化趋势：在白天快速上升，夜间下降。不久之后，哈伯格开始监测老鼠的血压、心率以及体温在每小时内的变化，并发现这些生理反应以24小时为周期变化。1959年，他提出"昼夜节律"的概念来描述这些变化。在随后的几十年中，他推论并证明了人体内也存在同样的变化。

哈伯格发现，体温、激素分泌、血细胞数量、血压、心率和肝糖原水平，甚至细胞分裂等多种生理过程，其变化都是可以预测的。在他看来，这些变化都依赖光。但当时基因研究仍处于发展初期，没有几个研究人员相信人的身体具有内部时钟，还会随时间和季节变化。

哈伯格确信这些变化可能预示着疾病。他相信，长期监测血压比在医院做一次检查能更准确地预测心脏病和中风。因此，他在生命的最后十五年间，每隔半小时就自我检测一次血压，日复一日，从不间断。或许正是由于这个原因，他活到了九十四岁。

哈伯格进一步提出，肿瘤核心温度最高时，抗癌治疗最有效。他认为，人的身体完全按照昼夜节律运行，所以营养学家和医生应当将昼夜节律作为治疗计划的一部分。尽管当时全球的大型研究中心都设立了时间生物学中心，但是直到二十世纪末，这些理论才被证实是正确的。哈伯格发现，他很难获得稳定的研究投资，也很难在医学院教授时间生物学。

人们会禁不住认为，是医学界摒弃了这些理论，但事实是，当时持续监测血压、血细胞指数和肝糖原水平等生理反应的成本很高。当时的科技水平不足以支撑哈伯格的理论研究，想要探索人体细胞是如何日夜与视交叉上核协同运作的，需要基因学家的努力。

时钟基因

现在，我们已知人体细胞中含有一组叫作"时钟基因"的物质，其中每个基因都有特定的名称，比如per1、per2、per3基因在夜间活跃，而CLOCK和BMAL1基因在白天活跃。各时钟基因形成了一个环，任一基因活跃时都会抑制其他基因的活性。根据每天的晦明变化，细胞会执行不同的任务，各时钟基因的蛋白通路也会按时开关。

每天清晨，你睁开双眼感受到日光的那一刻，视交叉上核就会传递信号，重置你的内部时钟，同时向身体各系统、器官和组织传递"天又亮了"的信息。身体的内部时钟使这些自动生理变化有序地在24小时内按时发生，确保身体的正常机能。从这种意义上来说，视交叉上核就是大脑的时钟，也可以说它是大脑的总指挥，指挥体内细胞按其节律共舞。

尽管大脑的总时钟为身体设定了整体节律，但是体内细胞仍按照睡眠时间、用餐时间以及运动等身体行为设定自己的节律。当大脑时钟和这些细胞时钟（我们称之为"外围时钟"）不一致时，细胞运动就会变得混乱。前面提到，在老鼠睡觉时给它喂食会导致老鼠体重增加，这是因为老鼠的身体没有按照大脑的昼夜主节律运行，吸收了消化系统细胞无法处理的营养物质。同时，睡眠不足则意味着，在细胞层面上，老鼠的体内系统不能按照正常机制发挥作用。这不仅会引起消化过程的中断，还会造成激素分泌紊乱、免疫力下降以及炎症反应。

久而久之，这自然为表观遗传学领域提供了新理论，也为我们理解行为对基因表达的影响和作用提供了新思路。时间生物学仍是一个新领域，但是时钟基因似乎已经成为除新陈代谢之外，又一影响衰老和抑制肿瘤的因素。不恰当的饮食和睡眠时间会扰乱昼夜节律，影响正常的新陈代谢，降低免疫力。尽管这些理论有待完善，应用到临床治疗也仍需时日，但可以确定的是，我们可以利用每日作息来强化昼夜节律，促进身体健康。

即使早上没有光，人的身体机能也会按照24小时的节律运行。自二十世纪七十年代起，研究人员就开始通过实验观察人类在与世隔绝、不接触自然光的环境下的表现（与德梅朗的植物实验不同，在对人类进行的实验中，被试同意生活在山洞里）。几十年间，通过这些实验，人们发现了许多结论。首先，如果没有自然的晦明循环，人的身体时钟就会发生漂移。光是身体昼夜节律运行的基础。其次，人的身体可以利用三餐、睡眠、运动等社交信号来替代光信号。身体将各系统调至统一的昼夜主节律的行为被称为诱导作用。身体能依靠信号重置昼夜节律、保持最佳机能。尽管身体更倾向于接收基础的光信号，但也能利用其他信号，包括行为信号。我们每天的活动都会影响昼夜主时钟对身体机能的协调作用。坚持良好的日常作息，强化身体的自然节律，是我们可以养成的最有效的健康习惯。

不只是人类的身体，自然界的所有生物都遵循这种昼夜节律。在德梅朗的植物实验中，当植物预期会有光时便会张开叶片，即使光并没有直接照射到它们。这是因为植物细胞具有维持日常节律的惯性。许多细胞的昼夜功能都是不同的，比如哺乳动物细胞、植物细胞，甚至最小的单细胞细菌。在过去的三十年间，基因研究和微生物学已经彻底改变了自然节律研究的面貌，科学家们一直致力于从神经和分子层面研究各有机体细胞内部的时钟基因及其作用机制。

在24小时的循环周期中，不同的时间段，细胞的功能也不同，这一点对于许多领域的研究都有很大的启发。关于昼夜节律和时间生物学的研究可能会引起医学疗法的变革。举个例子，在服用短效他汀类药物控制胆固醇水平时，医生可能会告诉你要在晚上服药。为什么呢？因为时间药理学家发现，肝脏在夜间生成胆固醇。科学家们一直在研究哪种生物的昼夜节律对其系统运行不起作用，但目前还未发现有所例外。一位研究人员认为，除非找到这样的生物，不然就应该认为生物体的所有系统都是按照昼夜节律运行的。

阿育吠陀医学和时间生物学

　　尽管时间生物学领域的研究结果还不成熟，但是几十年来，在我所做的有关阿育吠陀医学的研究中，它们已经给予了我非常实际的指导。阿育吠陀疗法是一种传统自然疗法，在印度已有近五千年的历史。早在德梅朗发现植物的奇怪行为之前，遵循阿育吠陀疗法的医生就已经开始提醒患者，要注意身体的日常节律和系统运行。阿育吠陀医学按照身体能量和系统是否活跃，将一天分割成几个阶段，旨在告诉人们，必须养成良好的作息习惯，才能保持健康和活力。事实上，阿育吠陀医学强调，一切行为，包括饮食、休息及运动，都必须与人体内部的主时钟保持一致，才能维持机体的正常运行。同时，它还告诉人们应如何建立身心联系，使人们能够知道身体的需要。

　　事实上，阿育吠陀医学有时也被称为原始生活医学，顾名思义就是"生活的科学"，是中医及其他所有传统疗法的先驱。随着佛教在亚洲的广泛传播，阿育吠陀医学也被佛学家传入了亚洲。中国传统医学认为，平衡极其重要，身体中流动的气可以促进身体自我修复，食物的味道可以起到治愈、平衡的作用。这些观念都受到了阿育吠陀医学的影响。希腊人在阅读阿育吠陀医学的相关记载后，也从中汲取智慧，形成了其民族关于身体运行机制的理论。"普拉纳（prana）"一词在梵文中表示气息，到了希腊后演化成"精神（pneuma）"一词。"吠陀火神（agni）"在梵文中指新陈代谢和消化，后来变成了希腊语中的"异化（ignis）"。梵文中"多沙（doshas）"指三种主要能量，也就是四种体液或代谢物中的三种，即黏液（phlegm）、胆汁（cholera）和黑胆汁（melancholy）。在早期有关阿育吠陀医学的记载中，一位学者总结说，血液是第四种多沙物质，显然希腊人也是这么认为的，尽管后期的阿育吠陀医学学者还是将多沙物质归为三种。希腊人认为这些体液间需要达到平衡，任何一种体液出现紊乱或过剩都会引起疾病，这一理念也是从阿育吠陀医学中借鉴来的。

但是，鲜有传统自然疗法探索过自然光对人体的影响。唯有阿育吠陀医学曾解释说，我们的身体系统是按照每日的昼夜节律循环运行的。它引用了日间、夜间和季节性例行作息的概念来描述身体与昼夜时钟同步运行的思想。对西方医学来说，时间生物学的概念可能相对陌生，而它却是传统阿育吠陀疗法的本质部分。阿育吠陀医学的相关记载解释了身体如何与阳光和季节变化长期相互作用，以及如何使日常作息与变化的自然光保持同步。这可能是仅有的解释了如何安排日常作息以实现长期最佳健康状态的传统医学。

此外，阿育吠陀医学还是唯一一种阐述人类的身体类型及其如何与特定健康问题相关联的传统医学。这一点意义重大，因为大部分针对饮食和健康的建议都基于同一假设，即人们对睡眠、运动和食物的需求基本是相同的。但是环顾四周，你会发现，每个人的身体类型都是不同的。根据阿育吠陀医学的理论，没有一套饮食或运动方案能放之四海而皆准。尽管每个人都应该知道如何制订良好的作息方案，但是并非每个人都需要完全相同的饮食或运动方案，因人而异才能达到最佳效果。在本书中，我将解释为什么我们需要高质量的睡眠以及睡眠对健康的惊人益处。而在下一章中，我将帮你找到并解决属于你的特定的睡眠问题，当然还有饮食和运动方面的相关问题。如果你的身体类型是单一型的，那么你可能需要减肥，但绝不会失眠。如果你的身体类型属于混合型，那么你可能永远不会超重，却会经常头痛、失眠。但这些问题都有解决方法。所以，如果你曾经运动过，但是无法坚持下来，那么你可以找找原因，看看怎么解决；如果你曾经节食却不起作用，那么可能是你没有找到适合自己的饮食计划。通过阿育吠陀疗法，我们试图使身体达到整体平衡，我们关注个体，着重解决因身体类型不同而激化的各种问题。这样一来，你就能建立起符合身体昼夜节律的作息，也能通过微调作息轻松控制饮食，提高睡眠质量，促进健康。

但首先，我要告诉你如何为昼夜节律的正常运行清除障碍。只要让身体时钟正常运行，你就能立刻感受到巨大的健康益处。

第二章

利用身体的内部时钟

◐ ○ ◑ ●

"你每天都会做什么？"

每当有患者来到我的诊所，我都会先问这个问题。但是许多人都不知道他们每天都会做什么——或许你也一样。你知道早上闹钟何时会响，知道每天工作多久，但是你可能不知道每天何时吃饭。就算你知道你每天晚上看的是什么电视节目，但是你也可能不知道你通常何时入睡。不难看出，你的工作计划决定了你的就餐时间、休息时长以及运动时间。如果是这样，你就没有向身体传递高效运行所需的可预见的信号。如果你有时十一点半吃午饭，有时又下午一点半吃午饭，你的身体可能已经陷入混乱。如果你有时熬夜工作或运动，你的身体就会不知道该如何或何时准备睡觉。

想要知道作息是如何影响健康的，首先要弄清楚你的日常作息是什么样的。然后，你要问自己两个基本的问题：一、天黑之后能保证7小时的不间断睡眠吗？二、天黑之后是否不再进食？大多数人的回答都是否定的。这就是问题。

　　作息会影响人的整体健康，我的病人罗里就是一个很好的例子。他在硅谷工作，是一位软件开发员，有几个尚年幼的孩子。罗里总是在做一切"正确"的事情：他每天都运动，吃高蛋白、低热量以及含有大量蔬菜的食物，还会花时间陪家人。尽管他自认为自己的生活方式很健康，但在苛刻的工作环境下，他的胃痛越来越严重，并且出现睡眠问题，常常凌晨两三点才能睡着。有时即使能按时入睡，他也会在凌晨四点左右于焦虑和痛苦中惊醒。

　　当我们开始不再仅仅关注他每天的活动内容，而是关注这些活动进行的时间时，问题的原因逐渐浮出水面。罗里向我们描述了他的一天。他早上七点起床上班，通常早上不会感到饥饿，经常一上午只喝一杯咖啡，直到下午一点才会在健身后喝一杯奶昔补充蛋白。他会在下午晚些时候回家陪妻儿，晚上八点一家人共进晚餐。孩子们上床睡觉后，他会煮一壶咖啡，然后一直熬夜工作到半夜，有时甚至更晚，因为他负责的项目很特殊，需要与印度的开发人员协同合作。

　　同大多数人一样，罗里也没想到竟是日常作息使自己的健康出现了问题。可能你认为食物只是为身体提供能量的，可以在任何时间进食；节食也不过是留到以后再储存热量；健康的食物无论什么时候食用都是健康的，比如蛋白奶昔；如果运动对身体有好处，那么无论什么时候运动都是有益的；对于许多大忙人和雄心勃勃的专业人士而言，睡觉只是在无事可做的时候才会选择的事情。

这种想法太落后了。

生活方式并不是指你一天一共摄取了多少热量，也不是指你上周一共在跑步机上跑了多久，更不是指你每天通常能睡几个小时。相反，它是指这些活动与身体需求的协调性。在该进餐时，罗里要么不吃，要么用轻食替代正餐。在不该运动时，他却进行高强度的运动，这对身体而言毫无益处。而且，他深夜仍在进食、工作，因此往往无法安然入眠。在上一章中，我总结了时间生物学家有关身体昼夜节律的观点，接下来，我将从阿育吠陀医学的角度出发，再来讲一讲身体时钟。你会发现，这两种观点惊人的相似。

阿育吠陀日

阿育吠陀医学按照人的身体需要将一天分为六个阶段。关于这一点，典籍中的描述十分细致，但是下面这份综述也能帮助你了解人的身体是如何进行日循环的。典籍中的语言有时可能太过诗意，有时甚至过于简单，但是这些教义认为身体是日循环的中心，这一点非常重要，时间生物学家们所发表的每一项新研究都基于这一点，罗里却从没想到过。

清晨 6:00 至上午 10:00，卡帕能量（kapha energy）在人体中占据主导地位，使人具有水的特性。这时我们的身体可能有些迟钝、沉重，此时体内既容易存储水分，也容易因水分过多而出现胸闷。随着日光的出现，大脑和身体会逐渐清醒，这时需要通过运动、冥想和食物的共同刺激以使其适应新的一天。简单运动和进食后，卡帕能量达到平衡，身体不再迟钝。同时，卡帕能量所具有的镇静作用可以帮助你平稳地进行晨间工作。

上午 10:00 至下午 2:00，皮塔能量（pitta energy）在人体中占据主导地位，使人具有火的特性。此时，我们的大脑和消化系统全速前进，适合享用一天中最丰盛的一餐，也适合进行最紧张的工作。这段时间身体已经完全清醒，无须运动。而且，身体需要将血液集中在消化系统周围，将食物转化为能量。同时，皮塔能量会使人更加富有激情，也更加易怒。你可能会说，因为此时人的血糖水平较低才会导致坏脾气，但其实还有别的原因。

下午 2:00 至下午 6:00，瓦塔能量（vata energy）在人体中占据主导地位，使人具有气的特性。这段时间人们反应快、思维

敏捷，但也容易分心、脱水。此时的能量较为轻薄，消耗较快，如果你在早、午餐时摄入的食物不足，这时就会出现发抖、焦虑的症状，所以，人们会在这段时间吃零食、喝咖啡。只有提前通过食物和运动使自己稳定下来，才能避免被轻薄的能量带走，集中注意力。身体中的自然能量在下午晚些时候开始零零星星地聚拢，这时你可能会需要更多的休息时间，这样才能保持体内的水分，集中注意力。

    下午6:00至晚上10:00，随着太阳的落山，卡帕能量重新占据主导地位，身体又变得有些迟钝、沉重，并开始为进入睡眠状态做准备。下午六点之后，消化速度减慢，不适合摄入过多热量。此时，大脑不再快速运转，思维不再跳跃，而是进入更加稳定的状态，因此，有人更愿意下午六点之后开始工作或学习，因为这时他们感觉能量更稳定。但这样也容易使大脑工作过度，造成失眠。因此，我们应该在六点左右用餐，且不宜进食过多，之后只需从事轻松的工作即可。这样到十点左右我们就会想要睡觉了。

    晚上10:00至午夜2:00，皮塔能量再次占据主导地位，身体再次呈现出火的特性，但与白天颇为不同。这时大脑会进入深度睡眠循环，进行自我放松和自我更新。白天，皮塔能量主要集中在消化功能上，而到了夜间，皮塔能量使消化过程放慢，肝脏和肾上腺开始工作。此时，身体会将原始营养物质转化为激素和酶，为第二天做准备。如果你能早睡，皮塔能量就会起作用。但是，很多人会工作至午夜甚至更晚。他们说，不知怎么的，好像十点半之后会恢复元气，变得更加清醒。但我知道，这是因为他们乘上了皮塔能量的风。晚上睡不着觉并不代表你天生是夜猫子，只能说睡觉的冲动就像一列火车，它会按规定时间进站、离站。只要在十点半上车，许多夜猫子的失眠（包括其他健康问题）都能治好，还会得到身体的馈赠。

午夜 2:00 至清晨 6:00，又到了瓦塔能量的掌控时间。这时人们的睡眠较浅，容易做梦，身体开始准备进入活跃的日间循环。如果这段时间你一直睡得很好，早上就会立刻清醒，感觉身心轻松，而不会感到头昏脑涨。这段时间人的反应速度再次变快，思维也变得敏捷，有些失眠患者会在这时醒来，思绪翻腾。我会在稍后谈到如何治疗失眠。这里你只需记住，早上六点前起床更容易，因为六点过后就又是卡帕能量的掌控时间了。

由此可见，随着昼夜更替，人的身体需求会发生巨大的变化。你的个人作息可能并不足以支持身体的有效运转。同时，并非只有饮食和睡眠有最佳时间，你也可以利用身体的自然能量规划日常工作。我的一位患者告诉我，她曾经在每天上午十一点召开员工会议，而这正是白天的皮塔能量时间。将会议安排在午餐前，人们难免会变得脾气暴躁，互相指责的情形也时有发生。了解了阿育吠陀医学提出的作息建议之后，这位患者将例行会议安排到了下午两点。后来她告诉我，大家都变得冷静且有活力。还是同样的员工，讨论的也是同样的问题，但会议时间的改变让他们能够更好地解决问题，不再争吵。

从阿育吠陀医学（和哲学）的角度来看，罗里有以下几大问题。首先，他在中午运动，这使得血液从消化系统流向肌肉和四肢。中午是将丰富的营养输送到身体系统的最佳时机，这时消化系统正处于或应处于火力全开的状态。用蛋白奶昔代替午餐，会使身体误以为这就是身体一天需要的所有营养物质，并使人在第二天筋疲力尽。因此，最好在早上运动，午餐也要尽量丰盛。罗里的第二个问题是晚上八点才吃晚饭。这时天已经黑了，身体的消化功能应该正在减弱，如果摄入过多食物，这些食物无法被快速消化，可能就会积存在胃里，造成消化不良，还会失眠。罗里的第三个问题便是在电脑前工作到午夜。在罗里看来，这是工作的理想时间，因为他晚上精力充沛，不易分心。但是大脑需要休息，而且大脑进入睡眠循环的最佳时间远早于午夜。当你查看自己的作息表时，要时刻想着一天的六个阶段，这样才能平衡工作与身体的需要。

健康作息的益处

我的大多数患者都习惯以工作为中心安排日常作息，他们不断完善对工作日的安排，以使工作效率达到最大化。鲜有人会以身体的需要为前提安排日常活动。大家认为各种健康习惯之间是相互独立的，想减肥就改变饮食，想健身就改变运动。但现在我要求你将所有的健康习惯安排到一张作息表中，并以此为中心设计作息表，因为所有的健康习惯都是协同合作的。睡眠会影响体重和健康水平，饮食会影响睡眠和精神状态，日常运动不仅能提高睡眠质量和体能水平，还能影响人的食物选择倾向。

此外，按照昼夜节律安排作息还有两个最大的好处。首先，我的大多数患者都想减肥。即使有些人觉得自己不需要减肥，但当其按照昼夜节律改变作息之后，他们的体重确实变得更理想了。其次，许多人都存在的问题是疲劳，它表现为身体不适或精力不足，甚至出现轻度抑郁。我认为疲劳已经成为大家的通病。但如果按照身体时钟和昼夜节律安排作息，你就能改善这些问题，贮存新的能量。

利用身体时钟减肥

同许多人一样，亚当也想减肥，于是他找到了我。他告诉我，过去十年，他一直忙于创办自己的建筑公司，体重增加了30磅[①]。毫无疑问，他白天都很忙，要开会、打电话，每天的大部分时间都在开车去建筑现场的路上。体重的增加给他带来了一些困扰，他不知道这是怎么回事。他每天都很活跃，还经常做体力工作，也曾通过节食减少卡路里的摄入，但是都没有效果。他的妻子是我的患者，于是他勉为其难地被妻子带到了我这里。

当我询问亚当的日常作息时，他的回答似曾相识：他每天都会计算食物的卡路里，常常不吃早餐，有时忙起来甚至也不吃午餐，只在下午三点左右从路边买个三明治，或者吃一包薯片。

当亚当谈到深夜是他一天之中最喜欢的时间时，这引起了我的注意。许多工作努力的人都是这样的。他告诉我，他每天的工作都很辛苦，要监工，要检查细节，有时还要加班加点地赶进度。他每天下班回家后都很疲劳，有时晚上八点半才能到家。之后他会洗个澡，陪陪家人。等家人都上床睡觉后，就是他每天最喜欢的时间了，因为此时他可以独占整间屋子。他会

[①] 1磅约为0.45千克。——译者注

在十点左右热一热剩饭吃，然后看一会儿电视，直到十二点半甚至凌晨一点觉得困了或者无聊了，他才会上床睡觉。这样算起来，亚当每晚只睡五个小时左右，而且他只要能熬夜就不会睡觉，因为他觉得可以在周末或者休息日补觉。

他认为，除了无法放弃玉米片和椒盐饼干之外，自己已经倾尽全力在减肥了。但是，他不应只考虑每天摄入和消耗的卡路里，这对他一点用处也没有。

如果你想减肥，就必须与身体时钟合作，在身体的吸收能力最强时摄入热量，而不是在身体即将休息时吃东西。

不要计算卡路里。我的许多患者每天几乎无时无刻不在计算卡路里的摄入量。大部分人也都是这样的。如果有人给他一根糖果棒，他会看看包装上写的卡路里量。如果晚上他要外出就餐，他会不吃午饭，把这些卡路里留到晚上摄入。

人们甚至会根据卡路里的消耗量进行体育运动。跑一千米能消耗多少卡路里，走一千米路能消耗多少卡路里，或是上一节瑜伽课能消耗多少卡路里，许多人对此都烂熟于心。只要输入体重，跑步机就能在运动过程中实时计算你所消耗的卡路里量。受到大众青睐的健康追踪器也能提供类似的信息。同样，许多智能手机应用也可以跟踪卡路里、脂肪以及碳水化合物的摄入量及消耗量。

然而，如果只关注卡路里，那么你实际上是把身体看作一台简单的机器，却忽略了体内细胞和身体系统间复杂的相互作用。因此，与其关注卡路里，不如关注三餐的时间和食物的营养成分。我会在第七章详细介绍如何选择身体所需的食物。

早点吃饭。对大多数遵循美式饮食标准的人来说，晚餐往往是最丰盛的，而且有时晚餐的时间会很晚，就像亚当一样。很多人都认为身体分解和吸收卡路里的能力与就餐时间无关，但这是一种错误的观点。通过对肥胖的研究，科学家们逐渐发现，长期以来，人们都忽略了就餐时间对维持健康体重的重要作用。

近来，一项研究意外发现了就餐时间与体重之间的联系。西班牙研究人员选取了420位正在减肥的超重人员，并跟踪记录了他们的饮食习惯。这些研究对象被分成两组，第一组人员的就餐时间早，第二组人员的就餐时间晚。在西班牙，午餐是人们一天中最主要的一餐，几乎占据了人们日常饮食量的40%。在该研究中，第一组人员要在下午三点之前吃午餐，而第二组在下午三点之后开始用餐。起初，两组人员的体重都有所下降，但随着实验的进行，尽管第二组人员的饮食也是健康的，其体重却不再下降。而第一组人员的体重持续下降，最后竟比第二组人员平均多减重22%。在实验中，两组人员所摄入的卡路里数值大体一致。这项大规模研究首次发现了就餐时间会影响减肥效果。就餐时间晚，体内的血糖水平飙升，更易囤积脂肪。但如果把最丰盛的一餐放在中午，就会留给身体更多的时间来消耗能量，不易囤积成脂肪。

不要熬夜看电视。你可能知道，当我们处于睡眠周期时，大脑会在深度恢复性睡眠和轻度眼动睡眠（做梦）之间转换，并且变化剧烈。但你可能不知道，晚上十点到凌晨两点是深度恢复性睡眠的最佳时间。此时，大脑会进行自我更新，各系统细胞会进行自我修复，大脑的学习和记忆能力会得到巩固和加强。如果在这段时间内让大脑保持清醒，其上述重要功能就会受到干扰，第二天也会昏昏沉沉，还会导致体重增加。许多研究都发现了睡眠不足与体重增加之间的联系。一项研究发现，在实验过程中，被试只是减少了几小时的睡眠，几天之后，其日常能量的摄入量就增加了五百多卡路里。实验证明，晚睡会干扰人体内的瘦素和生长素，这些激素负责在体内传递饥饿感和饱腹感，从而使人暴饮暴食。

早餐前运动。如果饮食未达到标准，可否用晨间锻炼弥补？答案是可以。一项研究要求参加实验的男士连续六周在日常饮食中增加50%的脂肪以及30%的卡路里。被试被分为三组，第一组不做附加运动，第二组在吃完早餐后运动，第三组在早餐前运动。经过六周的高脂肪饮食实验，第一组被试的平均体重增加了6磅，第二组被试的平均体重增加了3磅，而第三组被试的平均体重几乎没有增加。尽管其饮食中的脂肪含量很高，但第三组被试的糖耐量水平和胰岛素水平依旧正常。早晨锻炼可以使身体更有效地吸收、利用能量，在这之后所进行的剧烈运动对新陈代谢几乎没有益处。

如果亚当想要减肥，就应该早点吃晚餐，并把午餐作为一天中最丰盛的一餐，同时还要早点睡觉。亚当犹豫了。从来没有医生或营养师问过他何时睡觉、何时吃晚餐。他的血糖和血压水平一直在缓慢上升，他以为是卡路里摄入量或基本的食物搭配在作怪，从未有人告诉他这与他的日常习惯有关。只要重新规划作息，保证夜间长时间的安稳睡眠，他就能启动减肥计划。早点就餐，他的身体就能更好地消化食物。同时，我还建议他早餐前做一点运动，比如快步走或健美操，帮助加快新陈代谢。他的确需要更合理的食物搭配，但最好是在身体状态有所改善、精力更加充沛之后再进行。

这之后，亚当的减肥效果立竿见影。三个月后，他已经完全减掉了十年的不良习惯给他带来的多余体重。他的妻子说他夜间不再打鼾，亚当说他早上起来也不觉得闷了。仅仅过了一个星期，亚当就觉得腹胀减轻了。他还觉得自己变得更有活力了，和家人也更亲密了。他认为这是减肥的作用，但我知道，这是因为他遵循了身体时钟的节律，所以变得更有活力、更加专注了。

利用身体时钟增加活力

通常情况下，睡眠不足会导致工作效率低下，从而让人感觉更加忙碌。而一旦工作过多，人们就又会开始熬夜。因此，想要更有活力，首先就要按时睡觉。

玛莎患有失眠症，常常感到全身不适，于是她找到了我。她是一位艺术家，白天在当地的一家非营利性机构工作，晚上她有时会一直工作到半夜，进行艺术创作，其他时间她会尽量早睡，以确保第二天能按时起床上班。为了补充能量，她经常吃一些高糖分、高碳水化合物的零食，特别是在熬夜的时候。她并没有意识到，她的疲劳感与睡眠和饮食习惯切相关。

只要你关注作息，做出一些微小的改变，就能明显提高工作效率，增强活力。如果能做到以下几点，你就不必依靠咖啡或糖果提神了。

规定睡觉时间。时而熬夜、时而不熬夜会导致失眠。你的身体会按照你正常的起床和睡觉时间进行一天的时间规划。如果你没有固定的睡觉时间，身体就无法知道何时分泌让你感到疲劳的激素，也无法知道细胞何时该休息、何时该恢复活力。这会导致你缺乏活力、情绪低下、饮食结构不合理。玛莎需要做的是，晚上不上网，做点轻松的活动。

每天运动。众所周知，运动有健身、减肥的效果，但运动还能有效预防失眠。身体通过我们的行为判断时间。如果你上午运动，就可以强化内部暗示，使身体明确意识到已经到了白天。坚持每天运动还能增强活力。一项研究发现，对于经常感到疲劳的久坐人群而言，长期低强度锻炼可以帮助其减缓至少60%的疲劳感，使他们白天更有活力。

深夜不吃零食。你可能不觉得零食会使人丧失活力，但事实就是如此。用餐时选择营养丰富的食物可以帮助你减少两餐之间的零食摄入量。玛莎不应该再吃面包、意大利面，这类食物虽能在短时间内补充体力，却最终会使人更加疲劳。她应该选择那些能满足其身体需要的素食。切记，我们身体所需的能量来自前一天上午所吃的东西。天黑之后吃的所有东西对身体系统而言都是一种负担。

对于按时睡觉这一建议，玛莎很喜欢，尽管她还没想好该在何时进行艺术创作。她讨厌去健身房，但还是选择了一些可以早上进行的运动。对于她而言，运动二十分钟就足够了。她并非为了追求完美的身材而运动的，所以不需要让自己筋疲力尽，也不用运动到出汗。她只希望通过运动获得能量，唤醒自己，并使自己一整天都保持清醒。当睡眠周期与自然节律相符之后，玛莎发现自己更容易抓住工作的重点了，也更有精力在傍晚专心进行艺术创作了。形成了新的饮食和睡眠习惯后，对于寻找新工作、设定新的长期目标，玛莎充满激情。

你每天都做些什么？

现在，我需要你的配合。如果你想养成更健康的作息习惯，首先要知道自己每天都在做些什么。

睡　眠

1. 何时自然醒？

2. 何时关电脑、关手机？

3. 何时自然入眠？

4. 周末的睡眠时间是否不同？

饮　食

1. 每天何时吃第一餐？

2. 何时吃最丰盛的一餐？

3. 下午六点之后摄入多少卡路里的热量？

4. 每天何时吃最后一餐？

运　动

1. 一周运动几次？

2 . 通常每天何时运动？

正 念

1 . 就餐前后感觉如何？

2 . 无聊或紧张时多久看一次手机？

3 . 每天是否会静坐、关注身体？

4 . 多久排便一次？

必须要做的事情

时机对于良好的消化、舒适的睡眠和健康的身体而言十分重要。好消息是，我们无须猜测时机，因为有一个维持健康的最佳时间表。在接下来的几章中，你将学到一些开发自身健康潜能的技巧。但如果只能做三件事，你要做的就是以下三点：

1.**每晚按时睡觉，最好不超过十点半**。如果你能做到，用不了几天，你就会感到白天自己的注意力会更集中，抗压能力更强，体重也会下降。

2.**把最丰盛的一餐放在中午**。午餐营养丰富更易于维持体重，就餐时间恰当可以缓解胃酸回流、胃部不适以及便秘等消化问题。大多数人习惯把最丰盛的一餐放在晚上，但这会损伤消化系统。晚餐时食量应该减半。不用担心吃不饱，丰盛的午餐足以支撑一个下午，而且不用在晚餐前吃零食、喝咖啡。

3.早上先运动。大多数人都以为自己需要大量运动，其实不然。晚上在跑步机上锻炼一小时的效果，还不如起床后活动二三十分钟。晨间运动对睡眠周期、体重、血压都有益处，还能缓解压力。户外运动效果更佳，大脑可以吸收自然光，强化身体的自然节律。

以上三点，坚持一周，你的健康状况就会好转。[①]

接下来，我将告诉你如何根据个人的身体类型改变习惯，形成健康的饮食、睡眠及运动习惯。我还会告诉你一些小技巧，帮助你按时睡觉，制订切实可行、因人而异的运动和饮食计划。

---

① 一个月后，你将深深爱上这种生活方式。

第三章

倾听身体的声音

◐　○　◑　●

　　阿育吠陀医学——以及本书中的其他内容——的医学理论基础是，人们能够调节身体时钟，使之与身体本身的自然昼夜节律保持一致。但如果你不知道自己的身体一天中的感受，就很难知道该吃什么、什么时候吃、什么时候不吃。如果断开了与身体的连接，你就很难知道何时需要休息、何时需要运动。那么，你就会一整天都处于诱惑和焦虑之中。为了探寻生命为何以这种方式存在，我们一直在回顾过去，也在展望未来。如果把人的五官看作五匹野马，大脑就是倒霉的车夫，它手握缰绳，试图控制马车。只有通过正念训练和调整身体，才能驾驭五匹野马，控制身体，使人生朝着预期的方向前行。

　　大家都认为饮食、睡眠以及运动方式的改变发生在我们的身体上，但实际上，这些改变首先发生在思想上。当我给病人看诊、建议他们重设身体时钟时，他们常常有各种无法做出改变的理由。他们说，他们无法深夜不看电视，虽然它能让他们

Change Your Schedule,
Change Your Life

睡个好觉。他们也无法减少晚餐的食量，就算它能帮助他们减肥。他们总有各种理由不在早上运动，也不按时吃饭。要想了解身体的真实需求，就要想办法摆脱这些短暂的欲望。阻碍你获得健康的最大敌人不是身体，而是思想。

杰森就是个例子。他来找我时患有胃灼热，胃部和喉咙的灼烧感使他非常不舒服，吃不了喜欢的食物。他不仅不能吃辣的东西，有时啤酒也会令他痛苦不堪。他年仅三十岁，从未有过饮食问题，也从不过敏。简单说过自己的饮食问题之后，杰森说起了他的工作。大学毕业后，他决定创业。最终，他创办了一家交叉训练健身工作室（CrossFit）。他从初中起就梦想成为一名运动员，所以他觉得，开一家健身房，与和自己一样的人在一起会很开心。他的健身房每天早上六点开门营业，晚上十点半才关门。同许多健身教练一样，他的生活看起来很完美、很健康，实则压力巨大，让人受不了。压力过大导致杰森晚上睡不着，也找不到女朋友。距离他上次度假已经不知过了多久。杰森的工作就像一头野兽，他必须时刻照料着，每分每秒都要绷紧神经。然而，虽然工作繁忙，他却觉得没什么收获。同许多大忙人一样，杰森也想改变自己的生活，却不知该从何做起。他对如何改变生活方式一无所知。

我常遇到这种情况：一些人因身体不适来找我，最后却发现其实是情绪问题。身体是一台复杂的仪器，它能反映你的一切。当你感到不开心时，身体会告诉你它很难过。你越是不在意它，身体的反应就越强烈。杰森的身体就是如此。可能杰森的身体已经向他传递过一些重要信息，提醒他注意自己的生活方式。不幸的是，杰森没有在意。直到发现自己因胃灼热引起的不适而无法正常饮食时，他才决定寻求专业帮助。

我像往常一样建议他按时睡觉、定时吃饭、降低运动强度，但是杰森真正需要注意的是，不要让工作压力影响正常生活。杰森充满激情，力求完美，但他忘了自己所追求的目标，而身体就是要告诉他这些。他真正需要做的是定期进行自我检查。之前，他从没认真考虑过身体的感受，更别提反思现在的生活是否适合自己了。但自从开始每天检查自己的身体后，杰森就开始考虑换工作的问题了。他问自己：我为什么要做这个？我现在感觉如何？我想要什么？注意到这些问题之后，他有了新的想法。他发现，正是因为害怕失败和追求完美，他才形成了如今严苛的工作作息，才会遭遇这些健康问题。通过建立思想与身体的联系，他开始考虑设定新的目标。对杰森而言，正念是做出改变的第一步，之后才是睡眠、饮食和运动问题。

意志力谬论

人们总是说自己没有坚定的意志力，无法改变饮食习惯，无法养成健康的生活习惯。不论是在心理上还是生理上，他们都强制自己要遵守要求，但这太累了，他们做不到。整整一天，他们的头脑都在累积压力和毒素。如果不能摆脱这些想法，你将受到各种干扰，对任何诱惑都无法抵挡。你可能会去玩网络游戏，可能会买明知道不该吃的饼干，可能会酗酒、过劳，或者沉迷于无法掌控的事物。压力过大又无法排遣时，人会变得易怒，需要用不健康的行为掩饰内心的不安。一匹匹野马会从四面八方拖住你，你却无力驯服。我们将这种情况称为"享受（bhoga）"，意指对奢华、舒适的沉溺。"享受"过度会导致"疾病（roga）"。

想要打破过度享受所带来的恶性循环，避免产生疾病，你需要学会控制自己的感官感受。通过"瑜伽（yoga）"，你可以实现这一点。或许你知道瑜伽是一种运动，但"瑜伽"一词本身的含义是联合，指通过身体和思想的联合破解感官的咒语，保持思维和智力的稳定。只要每天花几分钟检查一下自己的身体，你就会发现，诱惑和坏习惯都会逐渐消失。无须强迫，它们自然就会失去法力，消失不见。这种情况，我在患者身上经常见到。

检查身体的第一步就是测量脉搏。

倾听心的声音

作为器官之一，"心"象征着许多东西。当我们谈到"心"

的时候，可能是指我们所感受到的柔情、激情、感激、同情或悲伤等。这些感受可能是从头脑中生成的，但是我们感觉它们就在我们身体内部。正因如此，与身体建立联系至关重要。阿育吠陀医学认为，测量脉搏可以知道人的情绪、体内的主导能量以及潜伏的毒素，还能评估其情绪的健康程度。

给自己测量脉搏并非难事，在手腕上就能找到脉冲点。男性应该用左手测量右手手腕的脉搏，女性则应用右手测量左手手腕的脉搏。[①]掌心向上，另一只手从背面握住手腕，这样你的前三指所在的位置就是你手掌根部的脉冲点。切记，要从背面握住手腕，使食指最靠近被测之手的拇指根部。现在你就可以试一下。你也可以闭上眼睛，如果那样你更容易感受到脉搏的跳动的话，然后静坐20秒到30秒。不用计数，也不用测量，你只须集中注意力，感受心跳和呼吸的起伏。一切是那么的宁静。有时你能感觉到某个指头下面的脉搏比其他的更加有力。只要一天测几次，你就会发现脉搏在不同时间的自然变化。不论是吃饭前后、运动前后，还是睡觉前后，脉搏都非常不同。久而久之，有时无须测量脉搏，你就能感觉到心跳，也会渐渐习惯静坐以感受身体的各种反应，比如消化系统的轻度收缩。

---

① 阿育吠陀医学认为，身体左侧为月能，右侧为日能。女性的身体与月球的运转周期一致，激素水平以28天为周期循环波动，因此，女性要测量左手手腕的脉搏。

38

Change Your Schedule,
Change Your Life

你也能感受到身体的疼痛、迟钝、迷惑或是剧痛，这些都是压力的表现。关注给身体造成压力和带来愉悦的不同事物，能使人受益良多。首先，你能学会重视自己的身体，了解身体是怎样按照行为方式运作的，也能意识到自己有多爱惜身体。这些理解都来自测量脉搏，同时它也是冥想的方式之一。

首先，你要在可预测的时间里检查身体。这是一种了解身体每天的感受的有效方式，由此可以知道我们的行为是如何影响身体的。举个例子，如果你正在减肥，那么你就要在饭前和饭后分别测量脉搏。与上面讲到的一样，无须特别计算速率或关注变化，只需注意自己的感受。在饭前问问自己感觉如何，实际上这就是在问："我饿了吗？"饭后则要问问自己："刚吃完这些东西，我感觉如何？"这是两个具有启发性的问题。有时患者会说他们无法不吃或少吃面包，因为他们太喜欢面包了。这时，我就会要求他们吃完面包后自我检查一下。他们（尤其是胰岛素敏感型患者）发现，面包还是很好吃，但是吃完后不到二十分钟，心率就会上升，还会感到焦虑，或陷入持续恐慌。这种状况并不少见。如果你的身体无法消化单糖，就会出现上述反应。一旦患者体会到了这种感受，尽管当时觉得某种东西味道好，他们也能更有效地戒掉引起不适的食物。最终，他们的味蕾会发生变化，不再觉得这些食物好吃，自然也就不会想吃了。届时，他们会想要实时监测自己的身体。事实上，身体一直在与我们对话，我们却没有注意过。

失眠的人要在晚上入睡前和清晨起床时检查身体，白天压力过大时也要检查，因为白天的焦虑感会在晚上睡觉时再现。如果你刚开始一项新的运动计划，那么你要在运动前后检查身体。通过这种方式，你能知道运动量是否足够，更能知道是否运动过度。

我有许多患者通过测量脉搏逐渐进入了正念练习。刚开始，测量脉搏就是一项有趣的小任务，但是用不了几天，他们就越来越离不开这个简单的方法了。只要闭上眼睛，深呼吸，感受平稳的心跳，很快就能缓解压力，这真是太神奇了。

压力与屏幕

你一天看几次手机？在公共场所，你会发现人们一直在盯着手机屏幕看，他们并非接到了紧急电话或短信，恰恰相反，他们并没有什么急事。每天我们都因为某些事情不停地看手机，手机也确确实实带给我们许多情绪，比如失望、焦虑，或是因收到期待的短信或邮件而感到的愉悦。我们把自己与手机绑在了一起。我们浏览社交媒体上的信息并产生不同的感受：因世界的不公而气愤，看到可爱的动物又会感到开心。这都无可厚非。但是，我希望你不要一直看手机。要记住，你之所以产生看手机的冲动，是因为你的大脑感到不适，需要身体多分泌肾上腺素或多巴胺来缓解这种不适。这时，不要看手机，请深呼吸，休息一会儿，问问自己的真实感受。如果你问身体："你感觉如何？"身体会告诉你答案的。

内感知觉

如果能够平衡思想、倾听身体的声音，你就能养成正确的心态，改变生活。所有传统的疗法都会要求患者检查身体、调整状态。如今西方科学也开始学习这一古老的理念。研究人员并不总是将其称为正念训练或冥想。他们将其称为内感知觉，即有关身体生理功能的知觉。

人们对自我生理状况的认知程度很难测量。不能只问他们身体功能的状态，还要给他们安排一项有关身体知觉的任务。在某项研究中，科学家们将被试分成两组，第一组要听一组音符，然后从中选出音调不同的一个；第二组要判断这组音符是否与自己的心跳声一致。在该实验中，被试的大脑会接受功能性磁共振扫描。研究发现，当被试关注自己的心跳时，其大脑某一特定区域会启动扫描。这一小片区域被称为"脑岛"，是大脑中将身体感觉转译为情绪的区域。这些情绪会进而激发我们的许多行为。关于脑岛的研究只进行了十年左右，但它在人类与其他哺乳动物身上的功能似乎是不同的。比如，老鼠的脑岛会将身体感受转变为本能行为，而人类的脑岛则将身体感受转变为欲望、渴望和习惯，当然还能转变成激情、厌恶和恐惧等情绪。人类的脑岛正是大脑中将生理知觉转变为主观情绪的区域。

有些人生来就会运用自己的生理知觉，多数人通过学习也可以做到。那么学会运用生理知觉有什么好处呢？研究发现，我们可以通过生理知觉缓解焦虑，帮助瘾君子抵抗诱惑，帮助失眠患者改善睡眠、放松身心。我注意到，利用生理知觉我们还能更好地理解和反思现实生活。换句话说，生理知觉是冲动与行动之间的缓冲带，能使我们学会三思而行。这是你在生活方式上所能做出的最大的改变，但实际能做到这一点的人寥寥无几。

人们认为，仅仅利用意志力就能做出改变，通过意识就能戒掉坏习惯。然而，事实上，你的习惯会反向工作。你的身体会告诉你关于它的真实需求的各种信息，但多年后你早已接受了这些暗示，并将它们变为自己的主观情感，即欲望和习惯。想要打破这种惯性，你就要调整自己的身体及其原始数据源。只要每天测量几次脉搏，你就可以轻松得到这些数据。久而久之，你会想每天花更多时间学习更正式的冥想技巧。

正念的力量

我的患者中有一位在职的高级经理，因为压力过大，他的体重增加了，还患有湿疹。他听从了有关运动和饮食的建议，却拒绝进行冥想，他认为冥想会产生不良效果，还浪费时间。他还认为冥想必须在早上进行，而这与他的工作时间表不协调——他喜欢第一个到办公室，然后一直工作到晚上才离开。我告诉他可以在工作结束后进行冥想，他表示愿意试一试。他说，回家前他会坐在办公室的长椅上进行短暂的冥想。很快，家人就注意到了他的变化。妻子说，他晚上回家时变得不一样了。晚餐时，孩子们也注意到他不再像以前那样易怒了。他变得更加珍惜与家人在一起的时光，不再因工作透支身体。他说，自从冥想成了他生活的一部分，这二十分钟就成了他人生中做出的最重要的改变。

这个故事并非特例。我见过许多人，他们都说自己不可能戒烟、戒酒。他们认为自己做不到，因为他们试过无数次，但都以失败告终。然而，通过简单的冥想技巧，他们与身体建立了更紧密的联系，改变了思维方式，不再误解身体给出的信号。他们发现自己能够慢下来，并成为时间的主人。数月后，我在复查时发现，他们已经戒掉了所有的坏习惯，彻底改变了饮食。有时，这些生活方式的变化会使人有不一样的自我感觉，工作表现和志向都会焕然一新，与家人的关系也更为亲密。一些公司也开始通过正念训练提高业绩。谷歌公司（Google）为员工预约的正念课程已经排到了半年之后，已结业的学员对课程赞不绝口，声称自己的生活和职业因此发生了天翻地覆的变化。

想要理解正念训练，首先要理解身体的急性应激反应（也称为战斗或逃跑反应）。当你心情沮丧或焦虑时，身体会以为你正面临人身威胁，需要逃跑或同反对势力作斗争。遇到突发情况时，你可能会感觉肾上腺素水平急速上升。这时，你的心率会随着血压一起上升，还会出现呼吸加快、口干舌燥、极度紧张、微微出汗等症状。你的肌肉会收缩，随时准备出击。同时，体内也会发生我们无法感知的变化：消化减慢，身体分泌压力激素（炎症的引发者，如皮质醇），血糖水平上升，免疫反应下降。如果身体认为你正面临人身威胁，就会做好准备以应对情绪压力。

如果你一直处于情绪危机中，急性应激反应可能每天的大部分时间都处于活跃状态。久而久之，你的身体就学会了长期保持高压状态，以应对外界的威胁。事实上，压力有时会成为一种情绪习惯。你可能知道自己极度紧张，但你并未认真地感受自己的身体，而是在各种活动和截止日期间追赶时间。许多人长期处于高压状态而不自知，其血糖、血压和炎症水平都较高。他们身体僵硬，咬紧牙齿时可能会导致下巴受伤，背部和颈部还会出现疼痛症状。某些研究表明，压力会扰乱下丘脑区域的功能，使其无法控制身体的昼夜节律。

正念训练可以重置人体的急性应激反应，使身体感受到自然的平静状态。只要你关注自己的呼吸，倾听身体的声音，你就可以暂停身体的压力反应。压力得到缓解，脉搏和血压就会下降，肾上腺素和皮质醇水平会变得稳定，血糖也会下降；同时，夜间睡眠会得到改善，白天食欲也会增强。以上这些好处，你都可以通过静坐获得。

最棒的一点在于，正念训练无须坐在垫子上，无须吟诵，也无须听录音带。当然，如果你喜欢，做这些也是可以的。正念训练的方式多种多样，你可以根据自己的喜好选择，无论是静坐式冥想、运动式冥想，还是写日记，或是三者结合，都是有益的。

静坐式冥想

这是最传统的方式，也是我教授时间最长的正念训练方式。步骤很简单，每天只需几分钟，你就会受益良多。

1.**选择咒语**。选择一个词或短语，在冥想时默念，它可以帮助你集中注意力。你可以选择"欧姆（om）"作为咒语，它表示活在当下，用心感受。你也可以选择"平静（peace）"或

"欢欣（joy）"这样的词。不要选词义过大的词。"爱（love）"有时就是一个具有挑战性的咒语，因为它含义太多。要知道，咒语只是一个帮助你集中注意力、平静心绪的工具。有人根本不选择任何词，他们用计算呼吸次数来代替咒语。

2.**选择一个舒适的坐姿**。找一个安静的、不会被打扰的地方坐下，无须双腿交叉。你可以坐在椅子或沙发上，或是背靠墙坐在地板上，可以用垫子、枕头或毛毯来支撑背部。你只需在保证舒适的同时尽量坐直。每个人的骨骼都不同，想拥有愉悦的冥想体验，就要先让自己觉得舒适。要知道，在任何地点都可以进行冥想训练。

3.**轻轻地闭上双眼，慢慢地呼吸**。用鼻子慢慢吸气，再用嘴巴呼气，做几次深呼吸，然后合上嘴巴，正常呼吸。

4.**复述咒语**。缓慢地默念咒语，你可以不动舌头，也可以不动嘴唇。无须着急，也不必紧张，随着呼吸频率复述咒语，保持自然的呼吸节奏。复述咒语时应该让自己感到轻松。念咒语会使你进入意识放松状态。慢慢地，你会发现自己开始偏离咒语，思维开始发散，但无须清空大脑，也不用强制自己停止思考。当你注意到自己开始分心的时候，只需重新复述咒语即可。

5.**停止复述咒语**。15~20分钟后（可以用计时器提醒自己，记得设定舒缓的提示音），停止复述咒语，双眼闭合，坐一会儿，然后起身。

冥想后，你对待世界的心境会与平时十分不同。你的思维变慢，压力变小，心情也更为悠闲。经过练习，你将能够自然而然地在一天内多次达到这样的心理状态，无须刻意感受。无论何时，只要坐下，你就能进行冥想。

运动式冥想

对于不能进行正式的静坐式冥想的人，我建议他们尝试运动式冥想。有些人无法坐着不动，因为他们觉得这样什么也做不了，或者觉得坐着呼吸时，他们的心境没有任何变化。这些都可以通过训练来改变，但同时你也可以使用其他的正念技巧。运动式冥想多用于儿童，因为孩子们通常精力过剩，坐着呼吸会让他们嬉笑不止。因此，我们会告诉孩子们一个词或短语，让他们围成一个圈，边走边默念。几分钟后，他们就会安静下来，并集中注意力，这一状态能持续几小时。

行走式冥想。有些人在感到焦虑或需要思考时会忍不住走来走去，我们称之为踱步。行走式冥想不同于焦虑时的踱步，有人在行走时可以更好地进行冥想训练。行走式冥想要求人们在户外——通常是在大自然中——行走，不能总想着要做的事情，或是因没做好的事而惋惜，只需保持行走和呼吸，留意周围的天气和景色，深呼吸。日本人把在大自然中的行走称为

"森林浴"，我认为这十分贴切，表明了在森林中行走能使人心平气和，并给予人力量。日本政府曾投资几百亿美元进行研究，发现森林浴不仅对免疫系统有积极影响，还能减轻压力、消除炎症，甚至降低血压。

进行行走式冥想时，你不用想着如何锻炼身体，只需按照舒适的节奏行走，让纷飞的思绪平静下来，关注自己的呼吸与身体动作。与静坐式冥想一样，不要压抑自己的思绪，而是要接受它，顺其自然即可。你要做的是把注意力放在自己的身体和呼吸上。当然，你也会因思绪不断而分心，但是你有能力重新将注意力集中到训练步骤、呼吸以及周围环境上。

那些被焦虑困扰或追求完美主义的人发现，日间冥想能让他们得到休息，从而缓解他们的焦虑。那些无法忘记过去——不论是心中有恨，还是留有遗憾——的人也能从冥想中得到片刻的宁静。这一练习具有良好的治疗效果。我在夏威夷居住时曾有一位朋友，他是精神病医生。虽然处于半退休状态，但他仍会接待一些病患。他在沙滩边为患者看病。他说，走在沙滩上可以使医生和患者都平静下来，还能让人们更容易卸下负担。通常他会与患者在沙滩上待一个半小时，一边走一边让患者倾诉。从身体问题到志向抱负，他们无所不谈。有时，他们什么也不说，只是安静地散步。他是一位与众不同的精神病医生，因为他不仅喜欢在户外给人看病，还会送给患者各种书籍，与他们谈精神，谈心理。但是，散步给予了患者们最大的帮助。他们身处优美的环境，与认真聆听他们讲话的人倾心交谈，他们可以保持沉默，也可以有自己的见解。我的朋友说，不出四个月，他的患者总能恢复正常，从无例外。

伸展式冥想。如果你曾在紧张的会议或工作期间站起来伸展胳膊或是扭动脖子，你就已经进行过这种正念练习了。太极是最正式的伸展式冥想，它要求人们按特定的方式运动和呼吸。这是一种温和而有效的方式，可以帮助人们关注自我。只要你关注自己的身体感受，适时调整，任何轻缓的动作和轻柔的伸展都能达到这一效果。

许多人利用瑜伽进行冥想。这些轻柔而有条理的伸展要求练习者协调动作与呼吸，保持姿势——即使这些姿势可能略有难度，体会身体的感受。对于无法从容进行冥想的人而言，这些动作和姿势可以帮助他们将注意力集中在动作本身和如何保持姿势上。这是帮助人们逃离现代生活的终极方法。保持姿势与保持呼吸的作用一样，它们可能会给你带来些许焦虑，但可以让你将注意力全部集中在动作上，无暇想东想西。因此，对于那些想将正念与运动结合起来的人，我常推荐他们参加瑜伽课程。

有时，人们也会拒绝我的建议。我曾有一位患者，她已经很多年没有锻炼身体了，最近突然想通过运动减肥。我建议她参加简单点的瑜伽课程，但是她说，她甚至不想在浴室镜前看自己的身体，又怎么可能在一群陌生人面前穿着短裤和紧身T恤光着脚做运动呢？我不得不告诉她，这只是上课，她只需出现在课堂上，深呼吸，然后练习新动作。瑜伽的伸展动作可以帮助人们拉伸多年未曾锻炼的大小肌肉群，净化身体系统，使全身得到放松。

我知道我的患者在害怕什么。与忽视多年的身体建立联系是一项复杂的工作。与他人一起练习瑜伽可以激发人的斗志，但如果你跟不上教练的动作，你就会感觉自己受了冷落。有些瑜伽工作室的确令人生畏。或许，这些工作室对那些极具竞争意识的学员比较具有吸引力，他们不停地参加各种热瑜伽课程以获得超过预期的成绩。有些瑜伽学员误以为身体变柔韧了就获得了精神启蒙。他们认为自己需要一套有设计感的衣服和一张高科技瑜伽垫，那样看上去才像是练瑜伽的。有些人则聘请私人教练，并且将其奉若神明。瑜伽的目的是让人们关注自己的身体，而这些行为都与之背道而驰。多搜集一点信息，你一定会找到适合自己的瑜伽课程。

写日记也是一种倾听

将我们的所思所想写下来既可以留住回忆，也能让愁绪飘散。你可以固定每天写日记的时间，也可以随身携带日记本，每次写一点，以此自省。你可以问问自己是否幸福，或者做了什么白日梦。你也可以想想自己有什么目标，或者理想中的工作或伴侣是什么样子的。在某种程度上，日记就是一位值得我们信任的朋友，它不会随意评价我们，也不会乱提建议，只会认真倾听。你可以问自己任何问题：为什么我不能控制饮食？为什么我不能加强锻炼？为什么我的恋情不顺利？我喜欢什么样的工作？你从中得到的答案便是与自己对话的起点。

写日记是一个良好的开端，由此你开始回答人生中的重大问题——你真正想要的是什么。我经常见到二十几岁就感到迷茫的人。有时这与他们的自我形体影像①（body image）有关。他们饮食不合理，缺乏运动，有的还有睡眠问题。这通常是因为他们不知道人生下一步该做什么或者如何辞掉讨厌的工作，他们想知道怎样才能改变未来。我有时会问他们："假如我有一根魔法棒，挥一挥就能让你心想事成，那么你想要什么？"而他们看起来很迷茫。他们说："我不知道。"这就是问题所在。你要清楚自己要什么。只有大自然才会把事物摆在你面前。我没有魔法棒，日记本是我能给你的最接近魔法棒的东西。由此，你可以开始探索你是谁、你想要什么，以及你每天都在想什么。

---

① 心理学方面的专有名词，指人们通过外界对自己体形及性别特征吸引力的评价而形成的自我感觉。——译者注

不论是迫切的想法还是梦想，日记本都会不加评判地全盘接受。

写日记的习惯可以帮助你忘掉忧思，重新设定人生目标。杰森在处理健身房的工作时就经常写日记。虽然他按时测量脉搏，每天早上也会进行冥想，但写日记使他变得更加专注。他会在工作间隙记下关于如何开展其他工作，以及自己想要过何种生活的想法。渐渐地，他写满了一页又一页，记录了自己关于训练、激励以及自律的观点和理念。最终，他惊奇地发现，他正在写一本有关这些内容的著作，开头已经完成。而这也成了他的新事业，一项让他找到人生价值的事业。

正念禁食

与许多传统疗法和传统宗教相似，阿育吠陀医学也认为禁食是提高修行的方式。然而，我并不建议大家白天甚至一整天不吃东西，即使在许多瑜伽修行者看来，这是获取知觉灵性的方式。但是，我认为，几个小时不吃东西对我们的身体是有好处的。我们晚上经常几个小时不吃东西，早上"破禁"。白天，两餐之间也应该禁食。现在的生活允许我们不管白天黑夜，只要想吃就能吃。但是3~6小时不吃东西有利于我们对身体进行自我检查。你可以这样做：早上八点半吃早餐，中午十二点半吃午餐，两餐之间不吃东西；午餐后开始禁食，直到下午六点半吃晚餐。几个小时不吃东西后，你就可以在吃某种东西之前问问自己：我是真的需要它吗？

有些人会在每周固定的一天不吃晚餐，以此加强训练。不吃晚餐是明智的，因为此时我们的身体不需要太多能量。一周省掉一餐，你将体验到少吃带来的轻盈感。但要记得多喝温热的柠檬水或花草茶，这样才能在夜间保持体内的水分。

检查毒性物质

与静心相比，协调身体更为重要。这意味着我们要留意身体在物理层面是如何运行的，尤其要了解体内的毒性物质。阿育吠陀医学称这些毒性物质为"阿玛（ama）"，认为它们是由不健康的习惯与情绪创伤所造成的。当你的生活与体内的昼夜节律不协调时，阿玛会加速积累。当身体内的毒性物质不断累积时，就会引起体重增加、炎症、疼痛及其他疾病。如果你受到了体重过重或长期疼痛的困扰，就意味着你体内积聚了大量阿玛。这时你可以通过新的健康作息帮助身体排出这些毒性物质。

在排便以及因运动而出汗时，你的身体会自然而然地排出阿玛。但如果你的作息扰乱了自然的排便，阿玛就会在体内持续堆积。有一些简单的方法可以帮助你观察体内有毒物质的积聚量，而且花时间寻找毒素会让你很好地衡量你在改变作息过程中的进展：

观察舌头。你可以每天在浴室镜前伸出舌头，观察其表面是否有白色或黄色的苔状物。有时舌苔还会呈现淡绿色。这三种颜色都表明你的体内存在毒性物质，而且身体正在努力排毒。同时这也表明你仍在吃一些身体排斥的食物，所以细菌才会在你的口腔内和舌头上滋长。可能你吃了太多的单糖物质和油腻食物，没有摄入足量的水果和蔬菜。也可能是因为你仍然无法戒掉垃圾食品和不健康的零食。这表明你的日常饮食还需要做一些改变。

你可以使用刮舌器除掉舌头上的毒性物质。你可以在网上买到各种各样的刮舌器，有银质的，也有塑料的。我推荐前者，因为虽然二者都能刮掉毒性物质，但银本身可以抑制细菌滋长。用刮舌器刮舌头时不要太用力，以防划伤舌头，要轻柔地将堆积在舌苔上的津液刮掉。实际上，你是在将舌苔上的细菌和毒性物质刮下来吐掉。请每天早上起床后先刮舌头，坚持几周后，你会发现苔状物慢慢消失了。如今，许多牙医都建议每天刷舌头，以减少细菌，防止牙垢增生刺激牙龈。刮舌头也能起到同样的效果，同时还能改变我们的味蕾。清除口腔中的细菌和食物残渣实际上是在重新训练味蕾。久而久之，你将摆脱对"坏"食物的渴望，逐渐改变饮食。

不管有没有刮舌器，重要的是，要每天观察自己的舌头。

请养成习惯，每日观察身体对所摄入的食物的反应。许多人将体重或腰围视为评判饮食计划执行效果的最终标准，但体重和腰围远不能代表我们的身体。要与身体建立真正的联系，还要充分利用身体的自然规律，因此，你要了解身体对所摄入的食物的反应。观察舌头是判断饮食效果的第一步。

观察排泄物。请在早上排便后看一看马桶。这听起来有些尴尬。可能更尴尬的是，我得告诉你，正常的排泄物应该像香蕉一样瘦长，排便时能够轻松地一下子出来，还能漂在水中。你可能会反对说，你从来没有排出过这样的大便。如果你隔几天就会排出小硬块，这表明你可能脱水了，而且没有摄入足够的优质油或纤维素。如果你有时排出味道难闻的糊状物，那么可能肠道对摄入的食物过敏，或者无法消化乳糖和单糖。这时，有可能你排出的气体比大便还多。身体是在用这样的方式告诉你什么能被消化、什么不能被消化，你应该认真记住。我们每天都吃东西，也应该每天都排便。如果不能排便，说明身体无法处理前一天的食物，摄入的所有东西都在体内发酵。最后，体内的阿玛越积越多，身体就更难吸收食物中的营养物质了。这显然对身体不利。

当你改变饮食、吃得更清淡时，排便状况也会立刻发生变化，但也不会总是那么顺畅、那么完美。你的体内可能已累积了大量毒素，它们需要按它们自己的时间表排出体外，或者借由解毒的饮食（我将在第七章详细讲述这一点）排出。在肠胃适应新的饮食之前，你早上的排泄物可能会是糊状的。只要保证晚餐饮食更为清淡，夜间禁食，再睡个好觉，就能促进肠道运动，早上按时排便。

有时，人们会说我不懂他们身体的运行机制。不管饮食如何，他们的排便从不规律。所以我有时会要求患者每天早上拍一张排泄物的照片。我知道这很有挑战性，但是这样他们就能记录身体的变化，看到自己努力改变生活所带来的回报。我承认，这样的记录方式并不适合所有人。尽管如此，我还是建议你尝试一下，因为这可以有力地证明你的身体正随着新的饮食方案在变化。如果你无法接受这种照片，也可以把排便情况记在日记本上，就写在日常饮食和运动记录的旁边。排便与饮食和运动同等重要。所以，记录排便情况吧，我保证你会对你所带来的改变大吃一惊。

事实上，患者们经常给我发邮件，邮件主题是"我做到了！"，还会详细说明自己的排便状况，比如稠度和是否能漂浮。有时他们还会在我的鼓励下发送一张照片，证明自己排便非常顺畅。也正是因为如此，我的女儿害怕拿到我的手机，甚至不愿意碰它，因为里面有很多患者的舌头和排泄物的特写照。患者会按我的要求每天拍一张舌苔的照片，一个月后集成数码相册发送给我，以证明自己每天都在检查身体。他们说，他们从没想过自己能做到。言下之意是，他们从没想到会每天如此关心自己的身体。但现在他们做到了。

　　请从今天起下定决心，将这些技巧付诸实践，你就会发现改变睡眠、饮食和运动习惯是如此简单的事情。你可以在日历上做标记，或者在手机上设定闹钟，提醒自己每天测量脉搏，进行简单的冥想。短短五分钟的冥想也能使你得到平静、恢复活力，帮助你重新认识自己的身体。正念是一切改变的金钥匙，因为它将你与身体信号相连接，让你明白身体需要什么。人们所有的体验都会在身体与大脑之间建立一个缓冲区。冥想可以清除这个缓冲区，使人回归"瑜伽"，实现身体与大脑的统一。

第四章

神奇的药物——睡眠

◐　○　◑　●

"你晚上睡眠如何？"在我给患者所做的首次治疗咨询中，这可能是最能说明问题的问题。阿育吠陀医学认为，对健康而言，睡眠与食物、空气一样重要，因为如果睡眠不足，休息不够，身体就没有活力。如果你无法平衡工作与休息，你就会没有力气，同时体内的消化火会减弱，最终寿命也会减短。睡眠不仅能使人得到休息、恢复活力，还能帮你摆脱五官产生的幻觉。睡眠可使人进入遥远的意识，自我消失，处于纯净的状态。处于睡眠状态时，人的压力源会被释放到意识中，身体会在沉睡中进行自我修复，等待自我的回归。阿育吠陀医学认为，睡眠是一种精神体验，我们不应该因为想要看一会儿电视或者多发几封邮件就缩短睡眠时间。

即便如此，许多人似乎已经认命了，睡不着也不在乎了。有些患者希望自己能有更多时间睡觉；有些患者晚上躺在床上睡不着，只希望自己能入睡；有的只能依靠安眠药才能正常睡

Change Your Schedule,
Change Your Life

觉。他们认为睡眠捉摸不定，希望自己能有足够的睡眠以使自己在工作日最忙碌的时候保持旺盛的精力。

来自德国的科研团队一直以来都在跟踪记录成年上班族的睡眠习惯，他们发现了一个令人不安的趋势：过去十年，人们的睡眠时间每年缩短四分钟。四分钟看起来可能很短，每年加起来却不容忽视。通过计算可知，相比于十年前，人们平均每个工作日的睡眠时间缩短了四十分钟。人们熬夜的时间变长了，睡得晚了，但早上起床的时间没变，仍须按时上班。失眠的患者告诉我，他们每天早上起床后都昏昏欲睡。由此带来的最大问题是，在开始工作的最初几小时内，他们无法集中注意力。而且，他们早上不会感到饥饿，但到中午就饿疯了，一直在吃零食。他们特别喜欢垃圾食品、糖果和咖啡因。他们认为，体重骤增就是因为不能正常吃饭。

事实上，正是因为睡眠不足才导致他们新陈代谢紊乱、体重减不下去。首先，睡眠不足，静息代谢率就会下降，它是我们身体每天正常运行所需的最少能量。当身体没有得到足够的休息时，它可能会感觉自己需要保存能量。因此，在睡眠不足的情况下，不管运动量如何，你的身体在24小时内消耗的热量都会减少。同时，身体还会渴望摄入高淀粉、高糖分的零食，虽然它们能为身体提供大量热量，却没有任何营养。而这也可能与身体感觉自己需要保存能量有关。更令人担忧的是，睡眠不足会降低身体处理能量的能力，尤其是处理单糖的能力。连续五天睡眠不足后，体内就会出现明显的抗胰岛素性。这意味着，如果经常熬夜，一周繁忙的工作结束后，你的身体就会准备储存脂肪。即使后面三天你都在补觉，睡眠时间比一般周末时更长，可能也很难使胰岛素的敏感度恢复如常。相比之下，高质量的睡眠可使身体的新陈代谢正常运行，同时降低你对垃圾食品的渴望。如果你曾幻想过自己什么也不做就能减肥，那我可以告诉你一个好消息：只要早点睡觉就可以了。这是目前为止最好的减肥方法。

睡眠对炎症也有明显的作用。长期睡眠不足的人，身体的炎症更多。因此，患有长期疼痛或某种心脏疾病的人需要更多的睡眠。我经常告诉患者，如果不能在适当的时间睡觉，那么饮食和运动计划都无法帮助他们减肥。而且，睡眠不足的人冬天会更容易感冒。久而久之，其出现新陈代谢紊乱和心脏疾病的概率也会加大。

跟踪记录睡眠状况

人们经常告诉我，他们需要更多的睡眠，或者想要更多的睡眠。但奇怪的是，当我问他们平均每天睡多久的时候，他们总是不知道。或许你知道，工作日闹钟很早就会响，而周末你

60

不足会降低身体处理能量的能力，尤其是处理单糖的能力。连续五天睡眠不足后，体内就会出现明显的抗胰岛素性。这意味着，如果经常熬夜，一周繁忙的工作结束后，你的身体就会准备储存脂肪。即使后面三天你都在补觉，睡眠时间比一般周末时更长，可能也很难使胰岛素的敏感度恢复如常。相比之下，高质量的睡眠可使身体的新陈代谢正常运行，同时降低你对垃圾食品的渴望。如果你曾幻想过自己什么也不做就能减肥，那我可以告诉你一个好消息：只要早点睡觉就可以了。这是目前为止最好的减肥方法。

睡眠对炎症也有明显的作用。长期睡眠不足的人，身体的炎症更多。因此，患有长期疼痛或某种心脏疾病的人需要更多的睡眠。我经常告诉患者，如果不能在适当的时间睡觉，那么饮食和运动计划都无法帮助他们减肥。而且，睡眠不足的人冬天会更容易感冒。久而久之，其出现新陈代谢紊乱和心脏疾病的概率也会加大。

跟踪记录睡眠状况

人们经常告诉我，他们需要更多的睡眠，或者想要更多的睡眠。但奇怪的是，当我问他们平均每天睡多久的时候，他们总是不知道。或许你知道，工作日闹钟很早就会响，而周末你

会熬夜到很晚，因为你第二天不用早起。或许你还知道，自己有时晚上睡得太晚，即使关了灯也难以入眠。但你要记住，睡眠是一种习惯，不仅仅是大脑的习惯，更是身体的习惯，这一点很重要。分析一下工作日和休息日不同的睡眠习惯，你能从中发现重大线索，你会明白为什么周一早上你会感到焦虑，以及为什么周末晚睡会导致整周失眠。

研究睡眠的科学家们最近对睡眠时间很感兴趣，想知道它在工作日与周末之间，以及在不同地区的人群间是如何变化的。来自德国的科研团队设计了一份问卷来调查人们的睡眠习惯，评估人们在工作日与休息日的睡眠情况差异，即"慕尼黑计时型问卷"（MCTQ）[①]。该实验基于一个有趣的前提：每个人的自然睡眠节律不同，且可通过问卷量化测量。全球的科研人员都在使用慕尼黑计时型问卷收集有关人们的睡眠习惯的信息。全球已有十几万人接受了问卷调查，填写了年龄、体重、身高和睡眠习惯等信息。有了这些信息，科学家们能够洞察睡眠习惯与肥胖等问题之间的联系。由此我们也知道，尽管过去十年人们的上班时间未改变，上班族的入睡时间却在逐渐推迟。人们熬夜不总是为了工作，但他们还是晚睡早起，而且很多人会在

[①] 可自行前往网站测试：https://www.thewep.org/documentations/mctq/item/english-mctq-core.

周末睡懒觉或打盹补觉。只有了解自己的睡眠作息，才能做出改变，因此，你首先要开始跟踪记录自己的睡眠周期。你可以通过下面的问题进行自我测评：

1. **当你知道自己要早起上班的时候，你通常几点睡觉？几点起床？** 这个问题可以帮你算清工作日每天晚上睡多久，能发人深省。即使明知道第二天是工作日，自己几小时后就要起床，许多人仍然直到半夜十二点都不睡。他们知道闹钟就要响了，但是仍然无法在"通常"的睡觉时间前入睡。这是人们工作日睡眠不足的主要原因。睡眠不足会影响我们第二天的大脑机能，让人没有精神，从而影响工作效率。如果早上感到头昏脑涨，许多人就会不吃早餐，而是中午吃很多，或是一整天都在吃零食，但他们不知道这是为什么。

2. **如果没有闹钟，工作日早上你能自然醒来吗？** 约80%填写问卷的受访者表示，闹钟响后他们才能起床。这是睡眠不足的又一迹象，同时还说明他们的身体与其自然节律不同步。

3. **工作日早上闹钟响后，你要多久才能起床？** 有些人在闹钟响后会立刻清醒。这说明你可能睡眠较浅，或者已经形成良好的睡眠习惯。有些人则会按下小睡按钮，再睡一会儿。之后，他们就算起床了也是昏昏沉沉的。

可能你会告诉自己你是夜猫子，早上迷糊也是正常的。但这中间还有一些其他的东西在起作用。我们大脑中的松果体会分泌一种叫作褪黑素的激素，它是身体自带的安眠药，可以让人感到困倦。褪黑素在我们的体内循环，向器官和组织传达睡眠周期开始的信号。夜间，身体会分泌褪黑素，入睡两小时后，褪黑素水平会达到峰值，之后会下降。在褪黑素从身体中排出约一小时后，人们会自然醒来。如果早上头昏脑涨，说明你体内褪黑素的生成规律与你的作息不一致，你体内仍存在大量的褪黑素，这时起床就像是在抵抗安眠药的效力。如果你晚上睡不着，褪黑素的生成就会延迟。早上起不来就是因为你体内潜伏的褪黑素仍在生效。不过别担心，这些情况都可以改变，我们将在下一节中讲到。

4. 你在休息日何时睡觉？何时起床？ 约70%填写问卷的受访者表示，他们周末的睡觉时间至少会推迟一小时，即晚上晚睡一小时，早上晚起一小时。此外，还有约30%的受访者表示，他们周末的睡觉时间会推迟两小时甚至更晚。他们知道第二天不用早起，所以晚上会晚睡，早上再多睡两三个小时。或许你也是这样，认为睡懒觉可以使你恢复活力，并有足够的精力开始新一周的工作，即使下一周仍然睡眠不足。这听起来很有说服力。然而，事实并非如此。在周末改变睡眠时间会使人在新一周的头几天出现失眠症状，从而导致你睡眠不足，还会造成体重增加和消化问题，使你更容易产生压力。

社交时差

如果你在周末睡懒觉，周内早起，那么你的社交睡眠习惯和工作日睡眠习惯就是不一致的。科学家们将这种现象称为"社交时差"，因为它对身体的影响与跨时区旅行相似。周末晚上十二点才睡觉，周一早上九点就要按时起床上班，这种感觉就像周五晚上坐飞机向西飞了一千英里[①]，周日下午再飞回家。经常旅行的人知道这对身体有什么影响。当然，时差会使人睡眠不足、精神不振，还会导致消化问题。旅行者有时也会出现肚子疼、便秘的症状，还会感到胃胀、身体不适。经常改变时区的人体质会下降，他们更易遭受感冒、流感等疾病的侵扰，对情绪压力也更敏感。这些旅行者知道，回家以后，他们的身体就会得到休息。但是如果你每个周末都处于社交时差中，身体就永远没有机会过正常生活了。

社交时差的概念及其对人们身体的影响是一个新的研究领域，但目前已有研究发现，社交时差会引起新陈代谢紊乱。体重指数高于正常指标的人，如果几年内一直处于社交时差的状态，会更容易出现肥胖和2型糖尿病问题。他们还会摄入更多的咖啡因及酒精等物质，以保持清醒，应对压力。

---

① 1英里约为1.61千米。——译者注

Change Your Schedule,
Change Your Life

科学家们还追踪记录了受访者的年龄、身高和体重，发现睡眠不足问题在成年人和青年人中最严重，而随着年龄的增长，这一问题会稳步减轻，直到你退休。此外，社交日程与工作日程是造成睡眠中断最主要的原因。科学家们还注意到，已有研究发现，尽管人们可以在正常睡眠时间（夜间）之外入睡，但非夜间睡眠的睡眠质量较低。比如，周末打盹和睡懒觉并不能给人带来充足的休息，质量也不如身体困倦时的睡眠，彼时的沉睡只会令人头昏脑涨。此外，当你清醒后见到日光，视交叉上核当天的昼夜节律就会启动。如果你在早上九十点钟起床，身体就会将这个时间储存为第二天早上的起床时间。在接下来的12~15个小时内，你不会感到困倦。你的消化系统、体温、血压、激素水平以及皮质醇水平都会按照正常的24小时周期运行。即使不是休息日，它们也会按照周末早上的模式运行。周末日落后，就算你要去舞蹈派对，你的身体机能也会下降。即使你感觉头脑仍清醒、活跃，许多身体系统也已经迫切要求休息了。几天下来，你的身体会适应新的作息表，并相应地重置身体时钟和身体系统。科学家们将这种现象称为周期转换。然而，连续两天熬夜，之后回归正常作息，不仅会使人在周一早上昏昏沉沉，同时还会引起一系列的身体反应，改变身体的运行方式。最直接的是，它会妨碍你的减肥计划。

要想改变生活，首先要规定适当的入睡时间，每周坚持。

我总是建议人们在十点半睡觉。根据阿育吠陀医学时间表，这是卡帕能量时间的最后一段，身体自然会有些沉重、困倦。然而，十点半后，你就处于皮塔能量时间了，这时你会感到饥饿、清醒。我总是说，十点半是通往睡眠的最后一班车。

睡着后会发生什么

尽管很多研究都在探索睡眠的益处和睡眠不足带来的问题，但是科学家们仍然不能确切地说出人们睡着之后会发生什么，或者说，我们为什么要睡觉。尽管我们知道很多关于睡眠的知识，但睡眠仍是一个谜。我们知道，睡着后的前两个小时，大脑细胞会排出细胞碎片。在我们身体的其他部位，细胞碎片会通过淋巴系统排出体外，但大脑并没有淋巴系统，因此，需要入睡后才能完成这一过程。

我们还知道睡眠有几个阶段。第一阶段为浅度睡眠。入睡约一个半小时后，你会进入首个快速眼动周期，也被称为快速眼动睡眠（REM sleep）。首个快速眼动周期会持续约十分钟，随后各周期的持续时间逐渐增长，最后一个快速眼动阶段可能会持续一个小时。在快速眼动睡眠阶段，你的大脑变得更加活跃，可能会做梦。在各快速眼动周期之间，你会进入非快速眼动睡眠，这时身体会进行细胞修复，增强免疫能力。

你每晚至少会经历三组快速眼动与非快速眼动周期，如果能经历四五组则更好。当你熬夜时，这项重要的大脑活动将会被推迟启动，早上六点闹钟响的时候，可能你正处于程度最深、恢复力最强的睡眠阶段。如果闹钟响了，起床后你感到头昏脑涨、不明方向，就说明你正处于这一阶段。或许，你会认为这是因为自己不是一个爱早起的人，但真实的原因则是，你剥夺了大脑和身体所需的恢复性睡眠。尽管我们还不清楚睡眠本身具体有哪些益处，但是阿育吠陀医学认为，在适当的时间入睡是利用睡眠促进健康的最佳手段，而时间生物学家针对睡眠进行的所有研究也都表明这个观点是正确的。

让褪黑素流动

有很多患者说，他们也想早点睡觉，但是不到午夜他们就不会困。他们说自己是"天生的"夜猫子。我对此表示同情，但对大多数人而言，这显然不符合事实。或许你确实直到很晚都不觉得困，但这是由于你多年来的不良习惯使身体延迟了自然睡眠周期。你欺骗身体，使其推迟了晚上分泌褪黑素的时间，因此在该睡觉时，你感觉不到困意。这是一种无形的失眠，会造成严重的健康问题。

卡拉找到我，向我抱怨体重的增加和失眠问题，并认为两者之间没有联系。她尤其为体重的增加感到困惑。作为一家大型好市多（Costco）商店的经理，她工作时常常吃沙拉，并且常常跑来跑去，每天能走至少七英里。

仔细查看了她的作息表后，我发现了一个很多上班族普遍存在的问题。她推迟了整个晚间的作息。如果晚上十点或十点半你感觉不到困意，可能是因为你的作息阻碍了困意的产生。即使不必要，许多人也会在办公室工作到很晚，并由此开始出现上述症状。他们告诉自己："我只是想多做些事情。"这样一来，直到晚上八点或八点半，他们才会吃晚餐，之后便会坐立不安。他们将电视节目调来调去，看社交媒体，进行网络购物，或者以完成更多工作的名义回复毫无意义的邮件。

这些活动——熬夜工作、推迟吃饭时间、熬夜玩电子设备——对身体有着同样的影响：推迟体内褪黑素的生成时间，使人很晚才产生困意。这还会引起其他问题，因为褪黑素不只是使人感到困倦的物质，它还会在血液内循环，向体内器官和身体系统以及时钟基因传递信号：到一天中休息恢复的时间了。我们的身体在睡眠周期非常忙碌。它要清除细胞碎片，并合成第二天正常运行所需的激素和酶。因此，我们需要让身体在日落后几小时内分泌褪黑素，并让褪黑素水平在晚间新闻开始前到达最高值。这样，我们的身体时钟基因就与大脑中央时钟一致了。

如果到十一点或半夜十二点，你还是很清醒，那么不管你知不知道自己身体的昼夜节律，你都已经扰乱了它。在这种情况下，大多数人会同卡拉一样，首先感觉到体重的增加，但他们其实还会出现各种问题，比如心痛、淤血、消化问题以及心脏疾病。此外，它也会引起持续疲劳。许多人常年都处于这种不协调的状态。

对于卡拉而言，设定晚上的睡觉时间意味着要放弃晚间电视，在八点半看完电视节目后她需要找些其他事情度过另外的两小时。最终，她决定在十点半关灯前做一些轻松的家务，写写日记，泡泡澡，或者读读书，之后在床上进行简单的冥想练习。几周之后，晚上成了卡拉一天中最喜欢的时间。她不再盲目地看电视分心，而是开始关注她自己和她设定的目标。她对傍晚和周末的社交活动以及自己的爱好又重新燃起了兴趣。当然了，她的减肥计划也成功了。事实上，她减掉了不止十五磅，她比刚来找我时瘦多了。

许多患者都认为自己的体重和饮食不健康，但当我为他们重新制订良好的睡眠计划后，他们的体重就下降了。他们有的减掉了十磅，有的甚至减掉了三十磅。早上你的头脑变清晰后，任何事情都会变得更简单。对你来说，选择健康的食物和坚持去健身房都会变得更加容易，也能从容应对工作和家庭的压力。当你的身体按照大自然的昼夜周期运行时，你体内的细胞和各系统都能按预期发挥作用。这将为你创造一股新能量。

自然光：睡眠中被忽略的元素

大多数人都住在室内。冬天，有些日子我们会在黑暗中醒来，然后待在远离自然光的房间里，天黑后才从公司下班回家。这会影响我们的情绪和身体。

自然光是我们的身体设定日常昼夜节律的主要依据，接收到的自然光不足时，身体会不知该在何时清醒、何时入睡。如果有人告诉我他们晚上睡不着，早上没有活力，我会建议他们："每天早上穿上鞋子，散步10~20分钟。"如果你这样做，你就会成为办公室里最清醒的人，晚上也会睡得更好。

工作时，我建议你在工作间隙到户外休息一下。想喝咖啡的时候，你就可以在楼里走走来替代喝咖啡，或是边喝边走。即使只是白天在窗边工作几小时，你的睡眠质量也会提高。我的一些患者使用的是台灯闹钟，它不会响铃，而是慢慢亮起来，最终使房间充满全波段光，以此唤醒主人。他们很喜欢这种闹钟，说台灯闹钟能帮助他们早上起床。还有些患者工作日时将全波段台灯放在书桌上，以获取更多自然光。我认为，这些设备虽然有用，但都不能真正代替每天几小时的外出时间或待在窗边的时间。自然光可以改善睡眠，也能使人心情愉悦，对未来充满期待。

来自西北大学（Northwestern University）的小规模研究发现了这一规律。他们追踪对比了在带窗办公室工作与在隔间工作或很少接触自然光的工作人员的睡眠习惯，前者经常暴露在自然光下，而后者白天则较少接触阳光。那些在窗户较多、光线充足的办公室工作的人，他们在工作时间内能多接收173%的白光，每晚的平均睡眠时间也比其他人长46分钟。在有窗户的环境中工作，人们更愿意按时运动，而在没有窗户的环境中工作，人们的睡眠质量更差，而且容易中途醒来。总体而言，后者精力不足，身体较差。

即使每次出去只待几分钟，一天出去几次，你就会发现，不仅睡眠质量会提高，生活也将充满希望。曾有人告诉我，养狗帮助他们改善了健康状态，延长了睡眠时间。我认为这是有道理的，因为养狗之后他们每天都要遛狗。他们早上的第一件事就是出门绕至少一个街区。有时一天可能要遛好几次狗，也就是说，你要在外面待更久，接收更多的自然光，这有助于使你晚上产生睡意，重置昼夜节律。我并不是在建议没有狗或不想养狗的人一定要去养狗，但你要记住，身体也有自己的需求，一定要带自己散散步。

夜　光

对很多人而言，晚上八点半或九点之后关电视、收遥控器是一件很难做到的事情。但睡觉并非一件偶然的事情，而是需要你和身体共同做准备。当我告诉人们，想要减肥和解决健康问题就要关闭电子设备时，他们通常会犹豫。甚至曾有一位男士几乎哭着对我说："不要抢走我的深夜电视节目，它是我的命。"一方面，我的确理解当代人的生活压力。我听许多人说过，他们一天中最喜欢的时间就是深夜。那个时候孩子们睡了，家里终于安静了，也没有人有理由要求你回复工作邮件，你只想打开电视，出个神，或是打开电子书阅读器，沉浸在书的世界里。又或者你想玩一会儿电子游戏，或是在网上购物。这就是所谓的"私人专属时间"。但最后的"私人专属时间"要留给自己的身体，这样我们的身体才不会垮掉。

几乎每个美国成年人每周都会有几个晚上在睡前使用电子设备，比如手机、电子书阅读器和电脑（不愿意晚上发短信、发邮件的人可能会看电视放松）。那么，这些电子设备对大脑究竟有什么影响呢？它们发出的光只是我们白天散步时所接收到的自然光的一小部分。这些光有什么危害呢？研究发现，夜间使用电子设备会对睡眠产生消极影响。有理论认为，这些设备发出的多是短波光，这意味着与自然光相比，这些光中含有更多蓝光。而人们对蓝光高度敏感，面对蓝光，我们的身体会更加清醒。因此，尽管电子设备发出的光不如自然光亮，但它们的饱和度表明，二者对大脑有相同的影响。因此，在深夜用手机发邮件或玩游戏，会抑制褪黑素的生成，改变身体时钟。

在一项研究中，测试者分别分给十二个成年人电子书阅读器或传统纸质书，并让他们在睡前四小时内阅读。四天后，阅读电子书的被试说自己很难在正常的就寝时间入睡。与在昏暗灯光下阅读传统纸质书的被试相比，他们的入睡时间平均要长十分钟。这听起来似乎不太久，但是，这些阅读电子书的被试早上醒来感觉更迷糊，而且他们需要更长的时间才能清醒过来。此外，研究人员发现，即使与在反射光下阅读纸质书的被试的睡眠时间相同，他们的快速眼动睡眠也更少。研究人员通过血液检查发现，阅读电子书的人睡觉时褪黑素水平较低，这意味着使用电子书阅读器或其他电子设备会使身体抑制褪黑素的生成，就像白天接收日光时一样。

连续四小时使用电子书阅读器看上去似乎有些不现实，但如果把人们一晚上使用的所有电子设备加起来，包括手机、平板电脑和台式电脑，四个小时并不算久。有些手机发出的光远比电子书阅读器亮，并且看手机时眼睛离屏幕更近。因此，手机对睡眠周期的干扰更强。许多青少年一天到晚不是看平板电脑、电子书，就是看台式电脑、手机。我很好奇，如果他们成年后不知道要关掉手机为睡觉做准备，那会遭受多少睡眠困扰？

不管怎样，你应该在睡前两小时左右关闭电子设备，大脑需要时间避开电子设备发出的人造光，开始生成褪黑素。你也需要脱离工作或娱乐的情绪压力，休息一会儿。如果你能利用这段时间使身体和大脑平静下来，睡意就会逐渐浓重。人们经常告诉我，这听起来很美好，但之后他们会问："我能做什么其他的事来替代这个吗？"

1.**打开一本书或杂志**。你可以利用这段时间读一读床头的小说，或者看看你收集的杂志。我的一个患者收集了所有要读的工业杂志，但一直找不到时间读，于是他晚上将杂志放在床边，利用睡前的两个小时阅读。一周之后，他的失眠症就治好了。

2.**试试精油按摩**。你可以使用芝麻油或普通的橄榄油轻轻地给自己按摩。就算只是按摩脚部，也会令人非常放松。精油中含有亚油酸，能够被皮肤吸收，还有保湿的作用，是一种天然的舒缓剂。

3.**泡澡**。我有许多患者开始改在晚上洗澡，因为热水可以帮助他们缓解一天的压力。对于因压力过大而患有失眠或头脑不清醒的人来说，泡澡是一个不错的选择。有些患者在精油按摩后泡澡，并发现这成了他们一天中最期待的时刻。泡完澡后睡觉，他们感觉干干净净，一身轻松。

4.**喝一点温杏仁奶**。有一小部分人会在睡前感到饥饿，这

Change Your Schedule,
Change Your Life

让他们焦躁不安，无法平静。执行新的睡觉时间一周后，饥饿感会减弱，在这之前，你可以热一杯杏仁奶（普通牛奶也可以）喝，可以加一点藏红花或肉桂。晚上喝一点温热的乳制品可以使人放松。

5.写日记。卡拉晚上睡不着的原因之一是她太过焦虑，于是她开始看电视。电视可以使人分心，让人逃避不愉快的情绪。人生目标不坚定的时候，人就容易被其他事物吸引、分心。不要逃避情绪，试着把它记下来。有研究表明，花二十分钟写下自己的困惑或悲痛，就算不能解决问题，也可以帮助人们释放消极情绪，使人感到更平静。如今，卡拉已养成了按时写日记的习惯，并且声称这个习惯帮助她学会了如何放松，以及如何创造性地思考人生目标、应对工作上的难题。

让光照亮生活

在遍布全球的睡眠实验室中，科研人员都在研究睡眠中断对昼夜节律和身体的影响，但是没有几个科学家研究如何在夜间获得高质量的睡眠。这太糟糕了，毕竟这才是我们一直追求的目标，不是吗？谢天谢地，还是有一些研究人员对如何加强身体的昼夜节律感兴趣的。在近期的一项研究中，科学家们带被试露营，明显改善了他们的睡眠模式。在实验中，一组被试于七月被送往科罗拉多州的落基山参加露营旅行。科学家们连续一周观察被试的日常作息，追踪记录他们的睡眠和清醒周期，同时还使用了小型的手表式活动记录仪，跟踪记录他们的日常活动，观察他们的身体每天接收多少光亮。露营旅行为期六天，要求被试将手机、手电和提灯留在家中。他们可以在黄昏后使用营火作为光源，但不能使用任何电子光。旅行结束后，研究人员发现被试的睡眠得到了极大改善。他们比平常早睡一个多小时，天快亮时不用闹钟就能醒来。同时，他们大脑中褪黑素的生成模式也发生了变化。旅行结束后，被试的大脑分泌褪黑素的时间比平时提前了约两小时，同时褪黑素水平也会提前在睡眠周期前半段达到峰值，并在黎明前几小时逐渐下降。值得注意的是，在参加露营旅行之前，被试通常凌晨十二点半睡觉，早上八点醒来，而旅行结束后，他们会在晚上十点半睡着，破晓时自然醒来。更有趣的是，尽管野外没有电子设备，但被试在露营期间接收的光照是他们夏天所接收的光照的四倍。

这听起来可能没什么值得大惊小怪的。他们当然会睡得更早！毕竟在露营时，日落后他们就要生火做饭，然后围坐在一起看星赏月，谈天说地。他们看不了电视节目，收不到邮件，也不用赶工作的截止日期。

如果认为在不通电的山里待一周就能治愈失眠症，未免不切实际。但是，环境改变后，身体能够如此快速地适应自然的晦明周期，这一点还是令人惊奇的。褪黑素是身体控制睡眠最强有力的自然信号，如果环境改变了，大脑分泌褪黑素的情况也会随之改变，且变化速度比想象中更快。

第一期露营旅行的实验结果出来后，研究人员备受鼓舞，决定再开展一次实验。这次实验是在冬至期间进行的。冬至是一年中白天最短的时候，被试被分为两组，一组被送往落基山，另一组待在家里，在研究人员的监督下按正常作息生活。这次实验只进行了一个周末。短短两天后，第一组被试的睡眠周期和大脑中的化学物质就已经发生了变化。他们睡得更早，睡眠时间变得更长，睡眠程度也更深，破晓时无须闹钟就能醒来。尽管白天很短，但是在外露营者接收到的自然光是待在家里的人的十三倍左右。想想吧，家里的房间、柜橱都有电灯，而且室外照明灯、电视、手电和手机也会发光，然而，待在家里的人接收到的紫外线只是冬至在外露营的人的极一小部分。露营者的大脑会更早地分泌褪黑素，其褪黑素水平也会更早达到峰值，之后在黎明前几小时下降，这样人们就更容易清醒。而对于按日常作息生活的人，其褪黑素水平可能会在晚上十点半左右开始上升，也就是说，他们可能半夜十二点以后才会产生困意。因此，褪黑素水平可能在凌晨两三点才会达到峰值，一直到早上八点人们起床时仍在发挥作用。所以，许多人起床一两小时后会感到非常困，这是现代人的通病。如果碰上工作日，过了午夜你还睡不着，那么早上六点闹钟响时，你的大脑仍在缓慢生成褪黑素。

该研究有一个重大发现，即大脑可以快速进行自我纠正。露营者在48小时内就已经完全重置了自身的昼夜节律。对很多人而言，失眠是由于夜晚接收的人造光线太多，而白天接收的自然光不足。事实上，接收不到充足的自然光可能是导致人们无法按时睡觉最重要的原因。因此，如果你仍然不能按时睡觉，试着白天多接收些自然光，尤其是在早上。

用餐时间与睡眠

用餐时间对睡眠有巨大影响。深夜吃大餐或晚上吃零食会使身体难以放松。或许这听起来有些不合常理，因为大吃一顿会让人感觉昏昏欲睡。事实上，我们的身体在夜间是无法消化食物的。天黑以后，身体的消化过程开始变慢，摄入的食物会堆积在肠道内发酵，产生气体，从而引起胃痛和胃灼热，使人辗转反侧、难以入睡。更糟糕的是，深夜吃东西可能会使我们的身体分泌黏液，引起肿胀。专门治疗胃酸反流的内科医生经常告诉患者，要想治疗胃酸反流就要早点儿吃晚餐——不要等到晚上九点，下午六点就吃晚餐。医生们还说，如果很晚才吃晚餐，肿胀、持续咳嗽、鼻窦炎甚至过敏等相关症状都会加重（冰激凌等难以消化的甜食会严重干扰睡眠）。只要及时吃晚餐，给身体留些消化的时间，这些症状就会明显好转。

下午六点吃一顿清淡的晚餐对改善睡眠有奇效。不在深夜吃零食也能提高睡眠质量，因为它可以减轻夜间的胃痛。

健康的睡眠习惯能给每个人都带来益处，但对不同类型的人群，益处有所不同。身体类型不同，睡眠问题可能也不同。下一章我将帮你判断自己是哪种类型的睡眠者，帮你根据身体类型调整睡眠习惯，得到最好的休息。

第五章

适合自己的睡眠模式

一个人白天的状态取决于前一晚的睡眠质量。因此，我们必须知道晚上如何才能睡个好觉，而这取决于你是哪种类型的睡眠者。大多数人认为，自己要么是夜猫子，要么是习惯早起的人，但实际的分类要更复杂一点。你可能是一个浅眠者，不易入睡，也可能是一个深眠者，不易醒来。有些人很快就能睡着，但会因为压力或不安在凌晨醒来。事实上，阿育吠陀医学通过睡眠、饮食、运动和人生观的不同将人的身体分为三种类型，也称三种"多沙（doshas）"。尽管我们身体的昼夜节律都依赖太阳，但并非每个人都有相同的身体反应。阿育吠陀医学认为，了解自己的身体类型非常重要，因为它能说明你是如何应对压力、如何从睡眠中醒来、如何应对气温和食物的变化的。因此，尽管形成良好的夜间作息、提升睡眠质量对每个人都很重要，但并非每个人的作息都完全相同。没关系，重要的是，我们都想与身体合作，而非与之对抗。一旦你养成了适合自己的睡眠习惯，就会变得更有活力、注意力更集中，心情也会变好，可能体重也会下降。

　　下面的小测试可以帮你识别自己的睡眠习惯，告诉你晚上如何才能睡得更好。切记，这些问题没有标准答案，如果对于有些问题三个答案都不能准确描述你的情况，没关系，选择最接近的描述即可。

1.我的体形是：

　　A.瘦弱、矮小。

　　B.高大、强壮。

　　C.无论高矮，身体健壮、结实。

2.当我抱怨室内温度的时候，我通常会说：

　　A.我觉得冷，或我手脚冰凉。

　　B.太热了，我在出汗。

　　C.这里太闷热，或这里太潮湿了。

3.我失眠通常是因为：

　　A.为了入睡，我花费了太长时间让自己充分放松。

　　B.我会提前几小时醒来，然后再也睡不着。

　　C.入睡时或睡眠中，我感到身体不适。

4. 身体遇到下述情况时，我会睡不着：

A. 感到寒冷，即使盖着被子也不觉得暖和。

B. 房间太热，一直流汗，所以睡不着。

C. 找不到舒适的姿势。

5. 如果有这样的情绪，我会睡不着：

A. 兴奋或恐惧使我思绪翻涌，或者我的脑海在回放不愉快的对话。

B. 马上就到截止日期了，时间紧迫，或者被工作所累，有太多事情要做。

C. 我担心自己的健康状况，或者身边某人的状况不容乐观。

6. 改变饮食后，我会在夜间醒来，因为我非常饿。

A. 是的。

B. 不是。

C. 有时。

7. 醒后一小时内，我感到：

A. 我醒了，但振作不起来，需要咖啡或其他事情帮我集中注意力。

B. 非常清醒。下床之前我就开始回复邮件了。

C.早晨太难熬了。我喜欢慢慢来。

8.如果我熬夜到很晚，通常是因为：

　　A.晚上十点后我又清醒了，活力满满地开始工作或看电影。

　　B.尽管我很累，但我还想完成更多计划，或者工作紧迫，我必须得完成。

　　C.我与朋友在外面玩，不能中途离开。

9.我的另一半睡不着，因为我会：

　　A.翻来覆去。

　　B.踢被子。

　　C.打鼾。

10.如果身体不适使我睡不着，通常是因为这种情况：

　　A.身体疼痛，或者我的腿总是想动。

　　B.胸口有灼烧感。

　　C.枕头不合适，所以颈部不适。

11.晚上睡得不好时，第二天最不舒服的感受是：

　　A.眼神呆滞、精疲力竭，身体机能减弱。

　　B.没有活力，易怒，不在状态。

C.开始时感到身体无力、头脑不清醒，但上午十点左右能恢复到正常水平。

12.夜间醒来通常是因为：

A.噪声、梦境或光线变化都能惊醒我。

B.一直想着要尽快完成某项任务。

C.不知道。

13.如果比平时早醒了一两个小时，我会：

A.试着睡回笼觉，因为休息对我而言很重要。

B.开始思考必须要完成的各种事情。

C.感到开心，因为还能再睡一会儿。

14.我的本性是：

A.爱好交际，充满好奇心，或者容易焦虑。

B.进取心强，做事果断，或者积极主动。

C.容易相处，待人真诚，或者为人慷慨。

15.尽管有些不公正，但是亲人们一直抱怨我：

A.总是想做太多事情，或者不把事情做完。

B.有些专横，或者防御心强。

C.做不了决定，或者为了让别人开心总是妥协。

16.冬天，我的心情和睡眠习惯会改变，因为：

A.空气太干燥，我感到心神不宁、焦躁不安。

B.房间比较凉爽，更容易入睡。

C.天还没亮就起床实在是太困难了。

17.夏天，我的心情和睡眠习惯会改变，因为：

A.光线更充足，我觉得更开心，睡得更好。

B.我喜欢阳光，但天太热了，我感到沮丧、易怒，睡不着觉。

C.我喜欢夏天，但有时会过敏。潮湿的天气太恐怖了。

18.做梦的话，常常梦见：

A.有人在追我，或者发生了灾难。

B.具体的行动，比如制订计划，或者重新排演白天发生过的事情。

C.大片水域。

总计：A:＿＿＿ B:＿＿＿ C:＿＿＿

如果你的答案中Ａ最多，你可能是一个浅眠者；Ｂ最多的人，我称之为善变的睡眠者；如果Ｃ最多，那么你是一个深眠者。如果你的答案分布比较均匀，比如一半Ａ一半Ｂ，这也没有关系。有些人的睡眠习惯是混合型的，相应地，你就要阅读下方两部分的内容。

浅眠者

如果你的答案中Ａ最多，那么你就是典型的浅眠者。阿育吠陀医学称之为瓦塔型。"瓦塔"表示空气，指人像空气一样不断变化、运动。你兴趣广泛，能将毫不相干的事物联系起来，可能在创意领域工作。有时，你可能不擅长制定行动决策，也可能容易分心。在运动方面，你可能容易焦躁，说话时肢体语言丰富，行走速度快，这是思维敏捷的反映。浅眠者就像蝴蝶一样，虽然很美好，却总想着从一件事情飞跃到另一件事情上，总在寻找新鲜的刺激。你可能话很多，生来就善于交际。如果你很害羞，那么你可能有很多想法，尽管说得并不多。你喜欢同时进行多项工作，并不看重干净利落，因为你的生命中有太多自己热爱的事情要做，而且你经常同时进行十项工作。在身体特征方面，你很有可能生来就比较瘦弱，皮肤也比较干。阿育吠陀医学认为，浅眠者就像周围的空气一样变化无常。你一会儿活力四射，一会儿又无精打采，你的食欲和心情也同样多变。对你而言，未来是一个巨大且开放的世界，你迫不及待地想要进去，因此，你总是在制订计划或考虑意外事件，尽管它们不太切合实际。你总是在问："万一呢？"

那么，这些特征对睡眠有什么意义呢？或许你会想，喜欢不停变化的人很难在一个地方停下来睡觉，你猜得没错。对于浅眠者而言，最大的问题就是过度刺激。你会很容易被网络、喜剧电影或者朋友间有趣的短信所吸引，从而打乱正常的作息。尽管你早上很容易醒来，但是晚上入睡一直是个难题，你可能直到半夜十二点还很清醒，并因沉迷于其他事物而推迟睡觉时间。浅眠者会经常服用安眠药，因为他们无法放松。然而，他们也深受其副作用的困扰。服用安眠药后，第二天早上他们经常精神涣散，无法集中注意力。浅眠者白天通常休息不足，使自己精疲力竭。讽刺的是，这反而令他们在该休息的时候更难以早睡。他们可能患有不安腿综合征，或者因运动过度而感到身体疼痛，这都会让他们无法入睡。

如果你是一位浅眠者，下列做法可以帮助你按时入睡：

睡前尽量减少刺激。无论你属于哪种睡眠类型，都需要在睡前减少看电子屏幕的时间，而这一点对浅眠者尤为重要。同时，你还应注意各种情感刺激。你应该在睡前两小时左右开始避免产生情感冲突、看暴力电视节目以及网络购物狂欢，同时远离工作邮件和短信，它们只会让你在本应安静下来的时候更加兴奋。相反地，你可以利用这段时间使自己放松。一天下来，你一直在同时处理多项任务，非常疲劳，所以相比于其他类型的睡眠者，你更需要这段时间。你必须坚定这一点。我们体内的肾上腺素一旦激增，就会扰乱大脑，需要花时间平静、放松。你要保持警惕，关闭手机、平板电脑以及电子阅读器。浅眠者对电视光线尤其敏感，这种蓝光会使其昼夜节律提前，产生意料之外的后果。因此，你可以考虑听一会儿舒缓的音乐，做做精油按摩，或者看看闲书。如果你白天经历的冲突一直在脑海徘徊，可以通过写日记排遣。这样，你的注意力就会集中在日记上，就不会一直被烦心事困扰了。你还可以在日记本上对未来畅所欲言，这也是浅眠者爱做的事情。

睡觉之前把手脚焐热。浅眠者不喜欢寒冷。寒冷会使你变得焦虑，同时血液流通缓慢会导致你经常手脚冰凉。用精油按摩或用热水泡脚可以使你的身体变暖。有些患者认为晚上沐浴是一种享受，因为它可以使他们的身体变暖，从而产生困意。你睡觉时还可以多盖几床被子，以免被冻醒。

进行夜间冥想练习。大量研究表明，白天进行冥想练习有助于缓解失眠带来的不良影响。当你关注自己的思绪时，你就能更好地释放它们，不再被其纠缠。同样，经常练习冥想的人就算不能快速入睡，也不会那么焦虑。你可以尝试着每晚进行静坐式冥想，可以先从每天五分钟开始，然后慢慢加到每天二十分钟。如果你不愿冥想，我建议你在晚上写日记，也能起到同样的作用。如果你晚上实在睡不着，也可以尝试练习下瑜伽休息术——它本质上是一种静躺式冥想：躺在床上，关上灯，不要让思绪蔓延，而是关注呼吸，或是数一数呼吸次数。与静坐式冥想不同，瑜伽休息术无须计时，也不用担心最后会睡着——这正是我们的目标。你只需关注呼吸，同时留意身体是否完全放松。几分钟后，你会进入放松、轻微困倦的状态，身体也会得到有效的恢复。练习几周或几个月后，你可能在冥想时会有轻盈之感，并心存感激。夜间的冥想训练能增强人的洞察力和创造力，加强人们与世界的联系。

保持卧室光线昏暗、安静。浅眠者有时会整晚翻来覆去，只为寻找一个温暖放松的姿势。你的伴侣可能会说，与你共眠就像睡在一条飞鱼旁边。而且，任何细微的动静、光线变化或梦境都能将你惊醒，并且之后很难再入睡。即使在睡眠中，你的大脑也处于高度警惕状态，因此，昏暗且安静的入睡环境对你而言非常重要。你可以使用遮光帘使室内保持昏暗。

补充体内水分，保持室内的湿度。 或许你已经注意到了，冬季空气干燥，你的失眠也变得更为严重。你的皮肤和鼻腔通道在冬季会变得敏感，易受刺激。这时你需要做的是"保湿"。用体重除以二，你就知道自己每天该喝多少盎司[①]的水了。下午不要喝咖啡，晚上不要喝酒，因为它们会使身体脱水，使人更难应对压力。你还可以在家里或卧室放一台加湿器。冬季，你的饮食需要包含一些油类食物，比如坚果、鱼和奶酪。低脂饮食并不适合浅眠者，因为他们需要健康的脂肪来保持水分和身体系统的稳定。

为什么不该吃安眠药

几年前，一位患者找到我，说他患有失眠症。实际上，他是担心自己晚上服用处方安眠药入睡会有不良后果。他并非每晚都会服用安眠药，但他想完全戒掉，因为他不想让自己依赖安眠药入睡。他是一位优秀的外科医生，服用安眠药后，第二天早上他并不会像想象中那样清醒、敏锐。另一方面，他每天都非常忙碌，且压力巨大，他担心自己得不到充足的睡眠。

---

① 盎司：既是重量单位又是容量单位。用作容量单位时，1美制液体盎司约等于29.57毫升。——译者注

因为他是一位医生，所以他知道服用安眠药会使人第二天晚上更难入睡。

对于不同的人而言，安眠药有不同的意义。它可能是伟大的发明，也可能是现代社会的灾难。对我的患者而言，安眠药两者皆是。他们说安眠药很方便，并且相信自己服用药片后不久就会感到困倦。然而，他们觉得只为了入睡而服用安眠药有点令人难以接受。这些都在意料之中。医生每年开出约四千万张安眠药的处方，但仍有一半成年人说他们得不到充足的睡眠。处方安眠药可以使人很快感到困倦，似乎非常诱人。对于那些不想在睡前做准备、只想快速入睡的人而言，安眠药似乎是一种福利。对那些忘记在睡前放松一下的浅眠者而言，更是如此。然而，几乎每个服用过安眠药的人都说，他们永远也不想再服用它了。服用安眠药的人一定要知道其对大脑的影响。身体类型不同的人有不同的睡眠问题，想戒掉安眠药并按时睡觉，就要让身体为睡眠做好充足的准备。

并非所有的安眠药都一样。有一些非处方止痛药也具有安眠作用，但更常见的是两种处方安眠药。要想知道安眠药为何不能使人获得优质、放松的睡眠，你就要搞清楚药物的作用机制。

小剂量的**苯二氮卓类药物**可使肌肉得到放松，从而减轻焦虑，缓解失眠症状。但如果大剂量摄入苯二氮卓类，不仅会使人记忆力减退、协调力下降、情绪不稳定，还会干扰人们的快速眼动睡眠，阻止人进入深度睡眠，妨碍体内组织的生长和修复。

选择性 γ-氨基丁酸药物（如安必恩、卢内思塔、松那塔这类安眠药）与大脑中的 γ-氨基丁酸受体结合，使人产生困意。

这两种药物都属于管制药品，因为它们有被滥用的倾向。我最担心的是，这两种药物在人体内的半衰期较长。半衰期指身体代谢一半药品所需的时间。服用苯二氮卓类药物十小时后，你的肝脏可能还在代谢，一小部分的苯二氮卓类药物则需要至少十八个小时才能完全从体内排出（唑吡坦即安必恩除外，其半衰期为两个半小时）。如果你在服用安眠药期间喝酒，则药物在体内停留的时间会更长。当然，年龄越大，身体完全排出药物、消除不良影响所需的时间就越长。安眠药产生的不良影响与一夜未睡的副作用相同，比如使你第二天早上头昏脑涨，或无法完成复杂的工作，或影响你的记忆力。

失眠患者更喜欢起效快的安眠药，其部分原因是，大多数患者在睡前几分钟才开始考虑睡眠问题。而事实上，在你尚清醒的时候，身体就已经开始睡觉了。而每天适时运动、按时吃饭、上床前做入睡准备等，则可以帮助你提高睡眠质量。

在戒除处方安眠药期间，你可以服用褪黑素，它是一种非处方补充剂。它不是安眠药，而是适时地将部分天然褪黑素输进体内，以促进睡眠。褪黑素由大脑分泌，可使人感到困倦。尽管这种激素由大脑分泌，但它会进入血液循环，因此你可以通过口服褪黑素使身体产生困意。褪黑素还会协调身体组织与器官的运行时间，使之与大脑主时钟一致，从而使你的身体能在睡眠过程中得到更好的恢复。但褪黑素不像安眠药那样能准时起效，它不会让你立马睡着，而是自然地触发身体的困意，向身体传递强烈的信号，告诉它应该进入睡眠周期了。我曾告诉患者，如果未来几天想定点睡觉，就要准时或提前服用褪黑素补充剂。如果你想晚上十点睡觉，那就要连续两三晚在九点半或十点服用褪黑素补充剂。之后你会发现，一到晚上十点，你自然就会困了（褪黑素对消化系统也有好处，我会在第六章详细介绍这一点）。褪黑素补充剂并不能治疗失眠——因为你需要为睡觉做准备，比如远离电子产品、白天早点儿吃饭、接收更多自然光——但它能在你戒药期间帮助你训练身体和大脑，为睡觉做准备。

善变的睡眠者

　　如果你的回答中B最多，那么你就属于善变的睡眠者。阿育吠陀医学称之为皮塔型。"皮塔"表示火。这类睡眠者生性脾气暴躁。其他人可能会认为你过度紧张，但在你看来，自己只是想把事情做好。善变的睡眠者体形壮硕，或者容易练就发达的肌肉，并且天生体温较高。当你极度关注某一任务，或与他人起争执时，体温就会随情绪一起上升。你极有可能属于任务导向型，即喜欢每天列出任务清单，以确保能按时完成，因为如果你没能按时完成自己想完成的任务，你就会变得非常沮丧、易怒。即使你在度假，情况也是一样的，你会把所有想参观、想体验的项目都列出来。你是天生的领导者，也是天生的公共演讲家，人们都愿意听你讲话。你聪明睿智且有进取心，几乎无所不能。

这类睡眠者积极上进，令人信服，能够坚持自己的习惯。这类人长期睡眠不足，并且不知道自己的身体为什么不能按时入睡。由于他们有太多事情要做，白天的时间往往不够用，他们常熬夜到很晚以完成更多的任务。尽管入睡时疲惫不堪，但善变的睡眠者早上通常起得很早。这时他们会感到充满压力或挫败感。我的许多失眠患者会熬夜看电视，希望借此放松身心进而产生睡意，但往往事与愿违。这种看似放松的行为会打乱他们身体内部的时钟，因此善变的睡眠者通常直到午夜才会产生睡意。他们还常常在深夜进食，因为他们总是需要食物。竭尽全力工作的人会消耗大量的卡路里，只要他们严格控制食物的摄入量——不管出于何种原因，他们都会在睡觉前感到非常饥饿。

如果房间太热，善变的睡眠者也会很难入睡，他们会把脚伸出被窝，或者晚上踢被子。压力与担忧会使他们身体燥热，如果没有风扇或者不能开窗保持恒定的体温，善变的睡眠者就很难入睡。

如果你是一位善变的睡眠者，以下技巧可以帮助你养成自己的睡眠习惯：

- -

晚上九点果断地停止工作。善变的睡眠者不喜欢被别人要求减少工作量，但减少工作量的确可以改变你的睡眠习惯和生活。必要的话，你可以设定手机闹铃，准时提醒自己停止工作。然而，就算夜间不工作，你可能也会通过看电视强迫自己放松。你觉得自己整整十二个小时都在无休止地工作，因此晚上需要看会儿电视，不然无法放松。然而，这样做会刺激身体分泌肾上腺素，推迟睡眠时间。你应该拔掉电视插头，花些时间与家人在一起，或者独处。你工作非常努力，已经取得了很大的成就，现在需要每天花点时间享受生活。请将在房间漫步、休闲阅读、晚上淋浴，或是一种比较温和的爱好或者冥想列入你每天的作息计划。如果有必要，你可以把要做的事情记下来。许多善变的睡眠者都需要备忘录。在睡前一个半小时远离工作、压力以及愚蠢的媒体设备并不容易，但是这一点很重要。我的患者对这项要求意见很大，但是一旦做出改变，他们就常难以相信自己曾经过着那样的生活。当你避免了由自身引起的睡眠不足，你就会有更多时间来实现最紧迫的目标，工作中的表现也会更出色。

- -

早餐前锻炼。生活节奏快的人需要高强度的锻炼。善变的睡眠者喜欢流汗，喜欢竞争，这些事情对他们的身体也有好处。我会在第九章详细讲述这部分内容。不幸的是，许多善变的睡眠者选择在工作结束后锻炼，因为这时最方便。如果你晚上九点大汗淋漓地离开健身房回家，那么几小时内，你的身体会持续处于高温状态，并因此保持清醒。感到太热时，你就会睡不着。而且，你体内因运动而分泌的皮质醇、肾上腺素、降肾上腺素等压力激素也会使你保持清醒。在早餐前锻炼可以使身体在开始工作前进入状态，这样一到办公室你就能立刻投入工作。在早餐前锻炼还可以释放体内被压抑的热，使人白天更加冷静。此外，善变的睡眠者往往胃口都很好，早上高强度的锻炼可以促进你的新陈代谢，使你保持身材匀称。

保持凉爽。 善变的睡眠者不喜欢过热。他们晚上会把脚伸出被窝，午夜还会踢被子。因此，睡觉前你需要让自己凉快一下。你可以用冷水洗脚，也可以在床边放一杯水，或者睡前冲个凉水澡。大多数时候，你可能还需要打开窗户或风扇。

预防胃灼热。 善变的睡眠者夜间会出现胃灼热。这种情况需要控制饮食才能缓解，比如，晚餐时减少饱和脂肪和甜点的摄入量，同时尽早吃晚餐。我们的身体需要几小时来消化晚餐，

Change Your Schedule,
Change Your Life

因此我建议患有胃灼热的人在下午六点之前吃晚餐，且量不宜太多。善变的睡眠者白天会摄入大量的卡路里，对他们而言，这项改变最初可能会非常艰难。我曾告诉他们，如果有十分剧烈的饥饿感，可以在晚上吃半根香蕉或一点其他的水果。

不要因为早起而焦虑。善变的睡眠者的确起得很早，尤其是在压力过大时。这类人睁眼的第一件事就是查看手机短信。这就是你。如果你清晨醒来后睡不着，最佳的解决方案就是改变睡眠作息，让自己晚上八点前放松身心，准备睡觉，并且十点前上床。如果第二天早上你四点半就醒了，那就直接起床开始新的一天吧。如果你睡前已经放松身心，并且之后按照自己的昼夜节律维持了六小时的高质量睡眠，那就可以一整天都保持良好的状态了。

深眠者

如果你的答案中C最多，那么你就是一个深眠者。阿育吠陀医学称之为卡帕型。"卡帕"是水的意思。深眠者像水一样顺其自然地流动，脾气随和，做事有条不紊，无拘无束。深眠者可能早上起床会有些困难，不过你一旦清醒，就势不可当。深眠者耐力强大，记忆力惊人，沉着冷静，且坚强、忠诚。虽然你可能有点内向，却是出色的倾听者。人们都愿意向你倾诉困惑，并寻求你的建议。你有一颗爱好和平的心，工作中遇到争议时，你就是黏合剂。就身体结构而言，你可能骨架较大，还有一双大眼睛，并且皮肤嫩滑、头发浓密。你可能比朋友更容易增重，但是没关系，因为微胖的体形很适合你。

深眠者通常容易入睡，但早上常常睡过头。他们需要闹钟和小睡按钮，周末会欢天喜地地睡到日上三竿。他们起床后需要进行足够的身体运动才能赶走睡意。有趣的是，深眠者体内储藏着大量能量，因此即使某一天晚上睡得不好，他们也感受不到其影响。起床后几小时内，他们就可以像睡得很好一样进行思考和工作。就算一夜未眠，深眠者也很少会因睡眠不足而情绪不佳或注意力下降。

我的患者中属于深眠者的人很少失眠。如果失眠，他们通常是因为身体不适，比如鼻塞、打鼾以及睡眠呼吸暂停。睡不好时，他们的体重会增加。讽刺的是，随着体重的增加，他们的睡眠问题也会增重。同时，不管睡了多久，他们早上都不喜欢起床。

想要睡得更好，并且准时起床，深眠者可以这样做：

早上锻炼。深眠者需要通过锻炼摆脱早上的迟钝状态，但不用进行太剧烈的运动。早上散步二十分钟就能让你白天充满活力，且晚上更易入睡。

预防鼻塞。我对属于深眠者的患者们说过，应该避免在下午及晚上吃零食，因为任何含有脂肪的食物以及奶制品都会使他们更易出现鼻塞，而且这是他们失眠和打鼾的主要原因。下一章我会详细介绍饮食。坚持减少饮食中的饱和脂肪和奶制品，同时增加蔬菜和谷物的摄入，对改善深眠者的体质有奇效。饮食变合理后，你就能更好地控制体重，避免季节性疾病，同时睡眠质量也会提高。

摆脱打鼾。你可能听说过打鼾是由于睡觉时呼吸道阻塞、下骨颌歪斜或者舌头位置不当造成的，但对于大多数深眠者而言，打鼾的真正原因是鼻塞和胃灼热。如果你能在下午六点前吃完晚餐，而且饮食清淡，之后避免进食，你就能减掉几磅，鼾声也会神奇地消失。曾有一对夫妇来找我帮忙，因为其中一位的鼾声让他们无法在同一间房睡觉。他们不知道的是，打鼾竟与晚餐时间有很大关系。如果晚餐吃得更清淡、就餐时间更早，许多人都可以在几周内停止打鼾，夫妻也可以搬回同一间卧室。与此同时，他们也会睡得更好，早上感觉更清爽。

支撑颈部。深眠者有时会想要找一个舒适的睡觉姿势，如果有一个能提供充足颈部支撑的枕头，他们的睡眠质量就会好很多。只要睡觉时能稍微抬高头部，你就能保持呼吸道的畅通，顺畅地深呼吸。

关于时差

大多数人一年只须倒几次时差。但有些人的工作要求他们经常旅行，他们非常清楚时差给身体带来的沉重负担。经常旅行会使人出现体重增加、失眠等症状，还会影响情绪。几个月前琳恩来找我，想让我帮她调整行程。她和两个孩子住在澳大利亚，但是她几乎每个月都要坐长途飞机。她的丈夫最近被调到了美国的一家银行，琳恩觉得她需要带孩子们去看丈夫，这样他就可以和孩子们在一起了。而她年迈的父母住在英国，并且坚持要琳恩带着孩子们去看望他们。在过去的两年里，琳恩就这样飞来飞去，结果体重增加了近80磅，这让她非常痛苦。她尝试过节食，但由于她一直往返于不同的国家，日程安排也不一样，因此节食计划常无法坚持。她已经四十七岁了，不希望体重一直增加。像许多经常旅行的人一样，她不得不应对多样的气候。澳大利亚的冬天比较温暖，英国的冬天却寒冷多雨，而到了美国，冬天又会变得寒冷干燥。因此，琳恩的身体不再经历季节和光线的自然变化。

除体重增加外，她还开始出现打鼾和睡眠呼吸暂停等症状，这对体重突然增加的人而言并不罕见。她早晨感觉自己的肚子胀胀的。大多数人在睡觉时体重会下降一磅左右，但她刚好相反。这是身体出现炎症的迹象，可能预示着更严重的健康问题。早晨感到腹胀是炎症的一种表现，因为身体系统要保持水分以缓解炎症。你可以在家测试。如果你早上比前一天晚上更重，那么你可能患上了系统性炎症。时差导致的睡眠不足只会加重身体的炎症，你需要找到一种方法来改变这种状况。

我首先想到的解决方法是减少旅行的次数。对于琳恩来说，这意味着她的丈夫有时要来看她，同时她要减少去英国的次数。如果时差和持续的旅行对身体有害，第一步就是要减少旅行次数，或者至少在旅行目的地多停留几周。阿育吠陀医学理论认为，我们的身体会寻求平衡，当身体表明它已经失去平衡时，你需要做出改变。琳恩是一个深眠者，因此她需要通过晨练来消除腹胀和鼻塞，还需要用清淡的晚餐来缓解胃灼热。夜间服用褪黑素也可以缓解炎症——这是这种补充剂一个鲜为人知的好处。作息变得规律后，琳恩的体重就开始下降了，睡得也更香了。

当你已经竭尽全力改变旅行计划后，下一步就是在旅行的时候减少时差对身体的影响。我个人能够理解琳恩的感受。因为我在印度有一个大家庭，但我住在加利福尼亚，也经常旅行。我曾去世界各地参加会议，知道旅行对很多人来说是生活的重要组成部分。过去，人们乘船在各大洲之间旅行，在旅途中他们有几周的时间来适应不断变化的光线和新的睡眠及饮食时间。但现在我们可以乘飞机在十二小时内到达地球上的另一个地方，这对身体产生的冲击是那么的突然又那么的真实。好消息是，在长途飞行之后，你可以通过很多方法来减少时差反应。

防止身体过于干燥。我们的身体需要大量的外界帮助来适应飞机上干燥的循环空气。旅行时，我会在随身背包中放一瓶油。一小瓶就够，不需要很多，甚至不需要是特制的。橄榄油或芝麻油的效果就不错。在飞机起飞前和飞行几个小时后，在两个鼻腔里滴几滴油可以保持鼻道的湿润以应对干燥的空气，防止黏液积聚。我还会在两个耳道里也滴一些油。这在长途飞行中尤为重要，因为空气会使我们的身体一直处于干燥状态。

防止过度刺激。飞机上可能会很拥挤、很吵。人们不知道为什么婴儿会在长途飞行中哭泣。答案是飞机上太吵了，他们除了哭，什么也做不了。飞机上有发动机不断发出的嗡嗡声，有增压的白噪音，还有广播中的指示音，而且现在每个座位上都有一块屏幕，能持续播放视频图像。此外，每隔几小时就会有一辆饮料车或食品配送车经过。谁能在这样的飞机上睡觉？
但是你需要在长途飞行中睡一觉。我会戴着眼罩，并用耳机来
减少噪音。长途飞行的人需要在着陆之前睡5~6个小时，以减
少时差反应。我告诉浅眠者，如果没有眼罩和降噪耳机，就不
要去任何地方。否则着陆时，你会感到疲惫不堪。即使不睡觉，
减少刺激也能使你放松身体，帮你应对旅途中的压力。

服用褪黑素。 从西往东飞是最困难的，因为你在向前调整
身体的时间。在这种情况下，清晨来得更早，你还没准备好睡
觉，夜幕就已降临。例如，从纽约飞往巴黎，晚上十点你准备
入睡时，身体却认为这是下午四点。你需要在乘坐飞机的前几
天，每天下午四点服用褪黑素。它不会让你昏昏欲睡，但会让
身体在这时分泌一些褪黑素，着陆后，你的身体就会在那个时
候尝试入睡。

飞行中禁食。 可能的话，在飞机上少吃或不吃东西，尤其
是在向东飞行的时候。食物是一种有力的信号，它可以帮助身
体适应新环境，也是避免时差反应最强大的工具。禁食时，身
体的新陈代谢会减慢，就像处于夜间一样。这可以帮助你放松
或入睡，将身体的昼夜节律提前到新的时间。下飞机后要在阳
光下进食，这样身体就会知道新的一天已经开始。它会开始行

动，将系统调整到当地的时间。

....

服用三果宝（triphala）。 这是一种阿育吠陀医学草药，有助于调节肠道的工作。我有许多病人会在晚上服用一片一千毫克的该药片，因为它是一种很好的辅助消化的药物。它也有助于通便。它不是泻药，但它有软化大便和促进肠胃运动的功效。如果在长途飞行后患上了便秘，你很有必要服用这种药物。请在飞机降落时或者稍后服用该药，它可以防止消化不良和便秘，帮你适应新时区。

....

按当地时间生活。 飞机一着陆，你就要这样做。如果向东飞行，你可能会在飞机上小睡一会儿，然后于当地时间凌晨降落。重要的是，切莫通过打盹儿来弥补飞行中缺失的睡眠。你要保持清醒，到当地的睡眠时间再入睡。按当地时间进食也很重要。如果着陆时是午餐时间，你就要吃午饭。这可以帮助身体和下丘脑重新调整内部时钟，形成新的二十四小时作息。

....

接受光照。 新时区处于白天时，你要尽可能地待在户外接受自然光的照射。这是帮助身体重新调整节奏最有效的方式，它不仅能帮助你改善睡眠，还有利于改善消化系统。接收不到充足的自然光，是可预测的导致时差的最大因素。

为睡觉做睡觉准备。到达新时区后的最初几个晚上，要格外小心夜间作息。尽量少发邮件，最大限度地减少电子光带来的刺激。上床睡觉前给自己做个精油按摩，然后洗个舒服的澡，这样身体就可以适应新的就寝时间了。

一旦你下定决心要改善夜间的睡眠质量，你就会注意到生活的每一处变化。从某种程度来说，你是在消除自己强加在作息上的自然时差。因此，晚上得到良好的休息后，你会注意到自己的消化系统发生了变化，白天注意力也会更加集中，甚至皮肤也会焕发光彩。我的许多病人在得到适当的休息后体重都减轻了，你可能也会注意到这一点。下一章，我将介绍一种能够使你容光焕发的新的饮食方式。一旦吃得更好，你就能减重更多，睡眠质量也会得到提升。

第六章

饮食时间

◐ ○ ◐ ●

你对下面这种情况是不是很熟悉？

早上醒来时决定从今天起要少吃点，开始减肥。因为早上不饿，所以你没有吃早餐（大多数需要减重二十磅以上的人，在醒来后的三个小时内都不会饿。这通常是因为他们前一天晚上吃得太多了）。之后你去上班，到午餐时你确实感到饿了，桌子上有一小份沙拉或者一个小三明治，但你没有吃，因此你感叹自己意志力惊人。下午三点或四点时，这份意志力已经荡然无存。你饥饿难耐、脾气暴躁、疲惫不堪，迫不及待地想吃点东西。也许你会去自动售货机那里买些食物，也许你会到星巴克买一杯加糖咖啡。你知道这两个都不是最健康的选择，但至少可以帮你挨过后半天。下班后，你又饿又累，而现在才是真正麻烦的时候。你会边做晚餐边喝杯红酒，或者边等外卖边吃零食。如果你去餐馆，饭菜还没上，你就已经吃完了所有的面包。即使晚餐吃饱了，你也会在饭后一直吃东西。尽管你体内的血糖水平和胰岛素水平都在飙升，但你还是想吃一些甜食。你会在睡前一直吃甜点或者继续吃零食。不幸的是，夜间我们的消化系统已经准备进入休眠周期，无法消化摄入的食物。你可能会出现胃酸倒流、充血或肠绞痛等症状，这样你就无法安稳入睡，第二天醒来时也会感到很饱。上午挨饿，下午暴食，这会使你为减肥做出的努力付诸东流。

陷入这种模式者大有人在。几乎每个超重患者都有同样的经历。事实上，几乎每个遵循美国标准饮食的人，下午四点后都会消耗掉每日热量的一半。研究人员让156名被试连续三周每天拍照记录下自己吃、喝的东西（这是记录食物摄入量的好方法），对它们进行观察性研究。他们发现，约有一半受访者全天摄入的热量的75%来自下午和晚上。他们还发现，周末人们会推迟用餐时间，而这会加重身体的时差反应。

身体在傍晚和夜间对卡路里、糖和脂肪的代谢能力要差得多。人们认为，如果不吃早餐或午餐，之后就可以多吃一点，但事实并非如此。你的身体不是一台简单的机器，每隔24小时就消耗掉一定数量的热量。消化道有自己的昼夜节律，它在早晨开始工作，中午效率最高，下午两点后其运行会变得越来越缓慢。新陈代谢较慢的人在晚上七点后几乎不能消化任何食物。如果把最丰盛的一餐放在晚上，会导致新陈代谢发生巨大变化，从而使减肥难如登天。

就餐时间很重要

很少有膳食指南会谈论就餐时间，然而肥胖研究人员逐渐发现，对就餐时间的关注是体重管理中缺失的环节。身体处理热量的能力可用葡萄糖耐量表示，其水平在早上比在白天其他时间更高。胰岛素敏感度也是周期性的，早上更高，晚上更低。所以，如果你早上摄入一些碳水化合物，比如燕麦片或者全麦吐司，体内的血糖就不会像晚上吃这些东西那么高。当然，如果你一整天都饿着肚子，你可能会吃一些高脂肪的单糖，比如玉米片、黄油面包和黏糊糊的甜点。吃了这些，你体内的血糖会急剧上升，并持续几个小时居高不下，而这仅仅因为你是在天黑后吃了它们。更糟糕的是，一天结束时，你的身体也在准备生成或储存脂肪。如果你的身体在晚上消耗掉大量卡路里，就会导致食物被储存为脂肪。

如果你认为我在把这种典型的饮食模式描述为一场慢性的新陈代谢灾难，那么你猜对了。2014年，研究人员发表了一项关于晚上吃大餐的长期影响的研究成果。研究人员找来了1245个体重正常且没有代谢问题的人，要求他们填写三天的饮食记录，并进行血液测试。六年后，他们再次对这些人进行了测试。记录中那些最初晚餐摄入的热量超过每日总量一半的人，在这六年里出现肥胖或其他代谢问题的概率是其他人的两倍。如果把最丰盛的一餐挪到中午，即使不改变饮食习惯，你的健康状况也会在未来几年里得到改善。

单单把一天中最丰盛的一餐安排在午餐时间就可以减肥吗？答案是可以。研究人员要求患有代谢综合症的超重和肥胖女性坚持低卡路里饮食。其中一组早餐最丰盛，午餐吃得较少，晚餐吃得更少。另一组则颠倒了顺序，早餐只摄入两百卡路里的热量，午餐摄入五百卡路里，晚餐摄入七百卡路里。十二周后，那些早餐吃得最多的人不仅减重更多，腰围也变小了。她们还改善了胰岛素敏感度、空腹血糖水平和甘油三酯水平。更重要的是，她们比晚餐吃得最丰盛的人有更低的饥饿感。

现在，我绝不会建议你早餐吃得最丰盛（你马上就会明白原因），但我的确想让你放弃不吃早餐的想法。一些研究表明，节食者最短可在七个月内通过吃早餐来减肥，因为早餐可以降低饥饿感，减弱你对食物的渴望。如果你早上不太饿，可以把早餐当作零食或前餐。你可以少吃一点，先激活身体的新陈代谢。当你已经能够减少晚餐的摄入量时，你会发现，早上醒来后你能更自然地感到饥饿——这是一个重要的信号，它表明你身体的新陈代谢正在恢复正常。许多人告诉自己，饿的时候应该吃东西，却忘记了正是你对身体的训练使得它在错误的时间感到饥饿。你必须扭转这个局面。早上吃东西可以训练身体在早晨感到轻度饥饿，打破其自然禁食，而且这时摄入的热量能给身体带来最大的好处以及最小的伤害。只要用少量清淡的早餐搭配丰盛的午餐，下午你就不会感到饥饿，因为就餐时间的改变能使饥饿激素按照其自然节律发挥作用。

饥饿激素

我们的身体受饮食习惯的影响会分泌某些与饮食有关的激素，比如胃饥饿素和瘦素。胃饥饿素在胃里生成，是人体内分泌的唯一一种用来刺激食欲的激素。吃东西的时候，你的身体会强化你对食物的渴望，并会在同一时间让你感到非常饿。夏令时更改时，你可能会注意到这一现象：生物钟改变了，胃却没有。这是因为你的身体在分泌胃饥饿素。它不知道时间发生了变化，这时身体需要几天或几周才能完全适应。摄入食物之前，胃饥饿素会急剧上升，并在进食几小时后下降。它也会在夜幕降临前突然飙升，在天黑后迅速下降，之后保持较低水平直到第二天早晨。即使你的胃在晚上（应该）空空如也，你也不会感到饥饿或想要吃东西。这是身体调节饮食的自然方式。胃饥饿素还会告诉你的身体应该准备储存脂肪。那么，这和就餐时间有何关系？如果你经常在天黑后吃最丰盛的一餐，你其实是在训练自己的身体，使其在本应该抑制胃饥饿素时反而大量生成胃饥饿素。同时，你也在向身体传达准备储存腹部脂肪的信号，而接下来你将躺在床上长达八个小时，使大脑和器官进入睡眠模式。

瘦素的作用恰恰相反。瘦素由脂肪细胞生成，它会告诉身体你已经吃饱了。瘦素水平在进食前会降低，但随后会升高。如果你体内储存了足够的脂肪，这些细胞会将瘦素释放到血液中，以作为天然的食欲抑制剂。最初，瘦素的发现似乎是肥胖研究中的一项突破。人们猜想，体重增加的人可能无法分泌足够的瘦素，或者他们可以通过服用瘦素补充剂来减肥！但事实证明，这并不完全正确。体内储存有充足脂肪的人确实会分泌大量的瘦素，但由于某些原因，他们的食欲并不会因血液中的高瘦素水平而减弱。你的身体会产生瘦素抵抗，这有点像胰岛素抵抗。而且，如果睡眠不足或就餐时身体仍处于睡眠状态，大脑就会停止接收瘦素信号。

与胃饥饿素一样，瘦素也遵循昼夜节律。白天人体内的瘦素水平较低，夜间会自然地上升，告诉大脑无须进食。事实上，相比于体重正常的人，肥胖患者夜间会多生成至少两倍的瘦素，而这种高水平的瘦素循环则会导致身体产生瘦素抵抗。夜间瘦素水平应该自然地上升，而晚餐太过丰盛则会加快瘦素循环。

这正是发生在罗恩身上的事情。三十一岁的罗恩是一家财富管理公司的顾问。他的营养师告诉他一定要吃早餐，因此即使早上不饿，他也会强迫自己吃一顿丰盛的早餐，但是过于丰盛的早餐常常让他感到恶心。而且他没有告诉营养师，自己经常不吃午饭，晚饭时又狼吞虎咽，吃得过多，这也是导致他患有失眠症的原因之一。如果你要在接下来的十二个小时里禁食，一顿丰盛的早餐毫无益处。我们的身体需要在白天补充热量，天黑后要禁食。罗恩认为，感到饥饿难耐是身体在发出信号，这表明不论是饮料、面包、肉，还是甜点，自己都可以肆意进食。要知道，如果你处于过度饥饿的状态，任何食物听起来都会很好吃，你自然就会放纵自己暴饮暴食。这可能会暂时满足身体的渴望，却会扰乱其新陈代谢。由于夜间胃的活动速度是白天的一半，因此你晚上吃的食物通常很难被消化。到了早上，你仍然会因为那顿大餐而感到恶心，体内的瘦素水平也会居高不下。事实上，一天中某些时段的禁食会导致瘦素抵抗。在这种情况下，胃饥饿素水平通常过低，使你无法感知饥饿。这样（如果你在早餐时间禁食）的话，你的身体就会形成一种与其自然节律完全相反的运行模式，即在早上最需要补充营养的时候储存脂肪。

如何打破这个循环？你可以从限制夜间的热量摄入做起。之后你可以在早餐时摄入适量蔬菜，再搭配少量奶昔或蛋白质奶昔，或者全麦食品甚至鸡蛋。这样做是为了把饥饿感的到来时间推到中午，这时你就可以放心地吃大量食物了。我的许多患者都通过这种新的饮食模式调整了荷尔蒙水平，改善了血液循环，同时也增强了意志力，因为他们不再感到饥饿难耐。

　　你可能需要花费一些精力才能习惯晚上少吃一点。虽然罗恩最终适应了下午六点吃一顿清淡晚餐的习惯，但最初几周他会在晚上八点吃一点水果或喝一杯杏仁牛奶，以此对抗习惯性的饥饿。切记，你必须训练大脑，以使其在正确的时间发出饥饿信号，如果你在其他时间感到饥饿，可以通过一些靠得住的方法——比如喝热柠檬水——来管理饥饿信号，减轻饥饿感。

肠道时钟

　　虽然身体的主生物钟位于大脑中，但许多器官和组织（包括脂肪组织）都有自己的昼夜节律。进食行为是肠道和肝脏外围时钟判断时间的主要方式。进食行为可以帮助它们设置自己的时钟，以便决定何时分泌消化酶、何时分解和修复细胞，以及何时吸收营养、排出废物。这是细胞层面的变化，由细胞内的分子时钟或时钟基因控制。但这些外围时钟也在不停地与大脑主时钟即视交叉上核（SCN）对话，以提供有关身体活动的信息。大脑利用晦明周期和睡眠周期调节身体的某些功能，而肠道利用进食时间形成自己的二十四小时周期。当二者不一致时，即使你从未坐过飞机，也会出现典型的时差反应，不仅肠道会受刺激、发炎，还会出现持续疲劳、头脑不清等症状。此外，你也可能出现情绪不佳、注意力不集中或无法应对压力等问题，因为肠道对血清素的生成十分重要。这就是人们所说的脑肠轴。现在我们知道脑肠轴中相当大的一部分与人体的生物钟有关。

此外，肠道内的菌群也有自己的昼夜节律，有些细菌白天更常见，有些则晚上更活跃。如果你的饮食模式与身体的主时钟相冲突，那么肠道内微生物的整体平衡就会被打乱。摄入高脂肪食物、深夜进食或者白天进食时间过长，都会破坏菌群的平衡。进食时间不当会扰乱微生物的数量，使其最终失去平衡。如果细菌数量不再按昼夜节律变化，就会引发炎症和腹胀等疾病，还会导致葡萄糖减少和肥胖等问题。

因此，无计划的饮食——比如上午禁食或吃得很少，日落后暴饮暴食——会对身体造成很大的伤害，比如导致胃酸反流、溃疡、肠易激综合征（IBS）、胰岛素抵抗以及体重增加等问题。但是不要绝望，因为你的身体会分泌一种可以调节时钟、促进消化的物质——褪黑素。只要你按时入睡，大脑就能在午夜前分泌褪黑素。可能我已经在第四章中提到过这一点了，但我还想解释一下：只要每天晚上适时入睡，身体就能定时分泌褪黑素，褪黑素会进入身体系统，调节肠道时钟，使之与大脑主时钟保持一致。事实证明，只要是褪黑素，就都能起到这样的效果。因此，你可以通过服用褪黑素补充剂调节睡眠，这样还能使消化系统保持平静，调节肠道运动，促进消化。在一项研究中，患有肠易激综合征的女性服用了八周的褪黑素后（每晚3毫克），健康状况得到了明显的改善。褪黑素本身也是一种强大的抗氧化剂，对肝脏有保护作用。促进夜间褪黑素的生成比任何标准的减肥方案都更有效。

适时进食

改变饮食意味着改变饮食模式，使身体按昼夜节律运行。我将在下一章中介绍如何根据身体类型选择特定的食物、如何健康饮食，在这之前，你要学会在正确的时间进食。

记录饮食状况

只有了解自己的饮食状况，才能知道如何做出改变。接下来几天，请把你每天吃的东西以及确切的进食时间记在笔记本上。你可以用手机把每一餐和零食都拍下来。我不关心你每天摄入了多少卡路里，我关心的是两餐之间的联系。通过跟踪记录饮食模式而非卡路里摄入量，你能知道身体每天何时需要食物。分析饮食记录时，请回答下列问题：

· **每天何时吃饭？** 每天的就餐时间相同吗？

· **每顿饭吃多少？** 你可以估算热量的摄入量，但更重要的是找出哪顿饭最丰盛，以及其就餐时间。

· **一天吃几次零食？** 记录两餐之间摄入的所有食物，比如加糖咖啡、小包薯片以及糖果，找到自己吃零食的规律。

· **每天有多久不吃东西？** 计算两餐之间以及早晚餐之间的禁食时间，由此你可以得出消化系统每天的休息时长。

· **每顿饭有多丰富？** 每餐摄入多少种不同的蔬菜、坚果、谷物及其他天然食物？要尽量多吃天然食物。（下一章会详细讲解。）

· **每顿饭有几种口味？** 食物有六种主要的口味：甜、酸、咸、苦、辣、涩。但是现代饮食主要关注甜和咸，这是大多数人最喜欢的口味。你需要扩展味觉体验，尝试其他口味，打破味蕾对垃圾食品的偏好。你需要尝试辣味食物，比如辣椒；也要尝试柑橘、醋、芹菜等涩味食物；还有绿色蔬菜、豆芽和西瓜等苦味食物。这些食物不仅富含纤维，还能解腻，帮助你更好地选择食物。第126页描述的姜汁饮料包含了上述所有味道，因此能有效控制食欲。

记录食物摄入的过程是在进行正念饮食。只有了解自己摄入的食物及就餐时间，你才能做出改变。冥想将身体与思想相连，饮食日记则将胃与大脑相连。由此你会知道，健康的饮食并非只是贪图一时的味觉，而是为了让你在饭后几小时内感觉良好。

每天同一时间就餐。许多忙碌的人不知道自己每天何时就餐。我曾有一位做销售的同事，她说自己每周有好几天都要和客户见面，经常带他们出去吃午饭。她经常前一天吃辣的，第二天吃重口味的面食，但更要命的是，她前一天上午十一点吃午餐，而第二天下午两点才吃。这种不规律的饮食对我们的消化道来说是一场灾难。她需要规律的就餐时间。身体需要训练才能知道何时应该产生饥饿感，之后它就会在预期的就餐时间分泌消化酶和激素。如果有必要，你可以设定闹钟，提醒自己每天同一时间就餐，要坚持至少一周，尤其是在周末，因为此时人们通常会推迟就餐时间。要想避免社交时差对就餐时间的影响，就要训练身体，使其在适当的时间产生进食的渴望。如果能按照饮食计划调整工作时间，身体必然会从中受益。我的同事就这样做了，一周后，她简直不敢相信自己的健康状况会有如此大的改善。她选择了能提供更多蔬菜和干净食物的餐厅，也开始鼓励客户前往这些餐厅就餐，客户们都很喜欢。有时，她也会打包汤和沙拉作为午餐，她感觉棒极了。

中午享用最丰盛的一餐。这样做有助于重置身体的昼夜节律，改善消化功能。中午身体的消化功能最强，适合摄入大量热量。时间无须是正午。阿育吠陀医学认为，一天中消化功能最强的皮塔能量时间是上午十点至下午两点。但我仍然建议午餐时间应该尽量靠近中午，并且每天坚持在同一时间用餐。晚餐应该更像是一顿为了在夜幕降临前减轻饥饿感的零食。要先将最丰盛的一餐放在中午，你才能讨论如何恢复早餐，因为大多数人如果晚上吃得多，早上就不会感到饥饿。

选择营养丰富的早餐。许多人认为早餐应该多吃，而有些人则直接不吃早餐。这两种做法都是错误的。阿育吠陀医学认为，早上六点至十点是一天中最早的时段，也是神经系统和消化功能恢复作用的时间。这时，消化道开始净化前一天的废物，肠道开始运动，因此并不适合摄入过多的面粉、汤和动物脂肪，一杯添加了大量蔬菜、水果或少量燕麦的奶昔就足够了。如果你吃不饱，可以尝试蔬菜或土豆加鸡蛋。这些食物的能量只需维持到午餐即可。如果早餐时你没有食欲，也无须吃太多。

下定决心不吃零食。每餐后都要下定决心在下一顿饭之前不吃任何东西。这种温和的禁食方式对你很有好处，可以帮你放松身体，优化肠道菌群，稳定瘦素和胃饥饿素水平。在训练身体适时产生进食渴望的过程中，你可以通过喝水（热水和茶水皆可）抵抗饥饿感。晚餐后喝水效果尤为明显。你知道身体在努力压制饥饿感，你只需顺其自然，等待天明即可，无须夜间进食。切记，你现在训练身体，久而久之，身体就会习惯。

减少用餐次数

我要求人们在记录饮食时注意一件事情，即每天进食及禁食的时间有多久。如果你早上起床后摄入了一些热量（即使只是一杯加奶咖啡和一片吐司），消化系统就会在早上六七点开始工作。如果白天你一直在吃零食，晚上九点才吃完晚餐，那么这十五个小时内消化道就一直在工作。如果直到睡觉前你还在吃零食，身体就得不到足够的休息。我告诉人们，身体在夜间需要禁食10~12个小时，两餐之间应至少有三小时不吃东西。这样温和的禁食方式对身体有益处。但这不是要你少吃一点，而是要减少用餐次数。

我在从医过程中见过许多人，他们的肥胖单纯是因为每天的进食时间太长。他们从早上起床后一直到中午都在不停地喝加糖咖啡。一下午也都在吃零食，晚餐吃得也很多，然后继续吃零食直到睡觉。当然，他们认为自己摄入了太多热量，这可能是真的，但比摄入热量或脂肪更重要的原因是，他们的进食次数太多了。

　　设定用餐时间可以轻松打消吃零食的欲望，减少无意识的进食。如果你知道何时该吃、何时不该吃，并能严守作息计划，那么身体也能及时控制自己。我在前文中提到过，在一项研究中，被试坚持三周把吃的东西拍下来。该研究发现，大多数人并非一日三餐，而是一天吃四五餐。尽管两餐之间的平均间隔为三小时，但约半数受访者表示每天的进食时间断断续续长达十五个小时左右。研究人员招募了八位被试，并对他们的饮食进行干预，要求他们将每天的进食时间控制在10～11个小时。除此之外，饮食上没有任何变化。十六周后，成功控制进食时间的被试平均减重七磅，并且一年内没有反弹。

　　夜间，身体应该进入自然的禁食阶段。这时，食道、胃以及肠道细胞开始进行正常的修复工作。这些细胞会清除碎片，必要时进行复制。这段时间身体的消化功能会减弱，肠道运动将受到压制。阿育吠陀医学认为，身体在夜间需要禁食至少十小时才能完成修复工作，在两餐之间也需要休息才能产生饥饿感。人们在饥饿时会更有食欲，这本是一种令人愉悦的感受，但很少有人喜欢这种感受。当然，你要避免晚餐吃得太晚，同时避免晚餐后吃东西，还要开始训练自己在两餐之间禁食。这比训练自己吃低脂食品或不吃某一类食物重要得多。

为什么节食减肥没有作用

你可能以为我会说节食减肥是行不通的。恰恰相反，节食减肥是有作用的，但大多数节食减肥方案的症结在于它们的作用只是暂时的。这是减肥方案的诱导作用。如果控制热量的摄入或者补充蛋白质，同时避免摄入碳水化合物，或每顿饭少吃一点，又或者完全不吃某类食物，你可能会减掉几磅。然而，大多数减肥方案并没有考虑到用餐时间。一些方案会鼓励你在晚上吃得丰盛些，这最终会导致你的减肥计划陷入瓶颈。更糟糕的是，减肥方案都会假定体重增加是你最大的问题。然而，昼夜节律混乱才是你应该首先解决的问题，它不仅会破坏肠道微生物及激素的平衡，还会影响睡眠，而体重增加只是它的副作用。

此外，并非每套节食减肥方案对于不同的身体类型都适用。天生新陈代谢较慢的人如果严格控制热量的摄入，会收到良好的减肥效果，素食或全素食对他们也很有用。但是新陈代谢旺盛的人无法接受低热量的饮食，他们会感到饥饿难耐，无法集中注意力。我会在下一章中谈到不同的身体类型及其最适合的减肥方案。

按工作计划生活

大多数人早上起床后，不论是就餐时间还是运动时间，都受到工作计划的限制。或许，你现在就觉得，这些建议虽好却不切实际，因为你要工作。

许多人意识不到自己的工作计划是导致消化疾病的罪魁祸首。温迪就是这样，她因为肠胃问题和体重的增加找到了我。她在一家意大利餐厅上晚班，所以她直到晚上十点下班才吃晚饭。她会和其他服务员坐下来一起吃意大利面，并一起喝葡萄酒。经过一天繁忙、紧张的工作，他们以此释放压力。但之后，她就开始反胃，整晚辗转反侧。第二天她会感到恶心，早上也起不来，白天大部分时间都在禁食，到了晚上又开始大吃大喝。

温迪的同事都是二十多岁的年轻人，对他们而言，大自然的昼夜节律作用强大，即使作息不规律也不会受到太大影响。但是温迪已经快五十岁了，过去一年间，她的体重增加了二十磅。尽管她的工作很繁忙，但她仍需找到适合自己的饮食方式。

许多人需要工作到很晚，但下班回家后才吃晚餐是不健康的。我的一些患者说，他们有时要按照客户的要求或遵从管理决策参加午餐会议。这两种情况是不一样的，你要注意。尽管工作安排会带来一些挑战，但我们仍然可以强化身体的昼夜节律：

如果你通常工作到很晚……一定要早起，并在早餐前进行晨练（详见第八章）。你要吃早餐，午餐也要尽量丰盛。下午六点离开办公桌，找个安静的地方吃一顿清淡的晚餐。你可以带两份便当，但要记得在办公室放一些切好的水果和蔬菜，这类食物能让你享受一顿清淡的晚餐。如果你每天晚上都工作到很晚，就不要把晚餐推迟到回家以后再吃，而是要在工作的时候吃晚餐。如果你不经常工作到很晚，那么可以偶尔推迟晚餐，但要记得晚餐只能吃一点。下班后要远离电子产品，同时试着进行一些冥想活动。下班后几小时内，要积极地放松，同时不吃零食，这样就能按时睡觉了。

如果午餐时间因为会议经常变化……我的一位患者经常需要在午餐时间与重要的客户进行电话会议，但她会先离开15分钟，让同事替她出面，这样她就可以吃完午餐再回来接电话。或许你找不到人替你。如果你的午餐时间波动不定，一定要注意饮食，不要吃太多碳水化合物，也不要吃含淀粉的食物。如果你能够安排午餐，比如可以决定订餐时间，请尽量选择接近中午的时间。无论如何，不应该扰乱睡眠、锻炼及其他活动的时间。

如果你上晚班……从事轮班工作的人最大的误区在于，他们通过晚上进食保持清醒。换班之后他们再吃所谓的早餐，然后开始打盹，一整天吃个不停。事实上，你应该尽量在夜间禁食。如果需要保持清醒，你可以喝少糖绿茶。清晨回家后趁着天黑先睡觉，天亮后起来锻炼身体，然后再吃东西，要尽量与自然的昼夜节律一致。

打消对食物的渴望

我的病人中有一位在大型非营利性组织工作的女士。她经常举办大规模的募捐聚会。她告诉我，宴会上美味佳肴很多，每到假期和筹款季节她都忍得很辛苦。她觉得自己简直无法抗拒四处飘香的开胃菜和丰盛的自助餐，虽然她知道这些食物自己都不应该吃。聚会本身很美好，但她第二天早上醒来时总会感到身体臃肿、疲惫不堪。如果她在一周或两周内不得不参加多场聚会（就像许多人在假期时那样），她会一直都想吃垃圾食品，体重也会增加。她问我怎样才能逃离这个循环。

当我和人们谈论如何改变饮食习惯时，我总会强调美食与健康食品的区别。很多高盐和高糖的食物味道都很好，但是吃完后你会感到恶心。每一餐都应该尽可能多地包含各种味道。垃圾食品不只是高脂肪、高糖和高盐食品，还会让你形成对这类食物的渴望。请在饮食中尽量加入六种主要口味（甜、酸、咸、苦、辣、涩），让舌头享受不一样的感觉，而不只是渴望两种味道。当你的饮食中出现其他的味道时，你会惊奇地发现，自己对垃圾食品的喜好很快就会消失。与此同时，我们要欺骗

Change Your Schedule,
Change Your Life

舌头，这其实很容易做到。

如果参加过乔普拉中心为期几天的培训班，你就会知道，每餐之前他们会提供一小杯饮料。这是一杯含有姜、柠檬、盐、胡椒和蜂蜜的混合饮料。我去做过很多次指导，可以明确告诉大家，大约有一半的人讨厌这种饮料，尤其是在尝过之后。他们噘嘴，做鬼脸，大声说着它有多么难喝。好吧，从来没有人说过，个人成长必须从第一口开始就变得美味可口。让我感兴趣的是，研讨会结束时，这些人总会寻问这种饮料的配方。他们不仅喜欢上了这种味道，而且开始觉得自己需要它。他们注意到，喝完饮料之后自己会更享受食物的味道，而且吃得更少，不像来之前一样对食物充满渴望。这是怎么一回事呢？

这种饮料有五种原料，包含了六种主要口味，小小一杯，你就能尝遍甜、酸、咸、苦、辣、涩。如此复杂的味道会唤醒你的味蕾。一口气喝完，你还没有开始吃其他东西，味蕾已经得到了满足。这正是餐厅里开胃菜的理想效果。但你去餐厅时通常会吃什么？面包加黄油，或是面包加奶油，又或是重口味的面食或油炸食品？这非但不会唤醒味蕾，反而会让它们睡着。在鸡尾酒会上，侍者可能会送上一盘盘又油又重口味的开胃菜，却没有任何辣、苦或涩的食物。喝鸡尾酒也会让味蕾入睡。这样一来，身体怎么能知道它吃饱了呢？

我建议人们可以在饭前尝试这种姜汁饮料。你不用喝很多，每餐前喝1/4茶匙，你就能感受到自己的饮食是如何变化以及你对某些食物的渴望是如何减少的。许多人告诉我，饮用一周左右，他们就可以用完全不同的方式品尝食物了。以前他们感觉清淡的食物，比如蔬菜，现在也能体会到很多微妙之处了。而以前他们觉得美味的食物，比如糖果，现在则开始闻到化学添加剂的味道。一位病人告诉我，他吃了一口以前最喜欢的糖果棒，结果感到恶心极了。

美味的姜汁饮料

2茶匙新鲜姜末

4~5茶匙蜂蜜或黑红糖或枣糖

1/4茶匙喜马拉雅盐

1/4茶匙黑胡椒

2茶匙柠檬汁

只需将以上所有配料在玻璃容器中均匀混合即可制成这种姜汁饮料。你可以将其放进冰箱，它可以保存约一个月。每天早上或餐前只需饮用1/4茶匙。如果味道太浓，可用少量热水或温水稀释。

这个饮料有作用吗？我的一位病人是筹款晚宴的主持人，常常参加宴会，我把这个配方给了她，还建议她自己在家做一点清淡的蒸菜和米饭当作晚饭。然后我建议她去参加晚宴前喝一点姜汁饮料，稍微吃一点晚饭，再看看自己对那里的食物感觉如何。后来她跟我说，任何宴会上她都不再吃东西了，因为她根本不想吃那些东西。

正确选择就餐时间确实是减肥和实现最佳健康之间缺失的环节。通过健康的早餐和丰盛的午餐，你可以强化大脑的昼夜节律，保护肠道和肠道菌群。不需要严格的减肥方案，你就可以使体重恢复正常。

如何选择适合自己的食物很重要，在某种程度上，你必须吃对身体有益的食物，即健康和有营养的食物。快餐和预包装食品不是美国的特例，而是受全世界人民喜爱的食物。当回到印度的大城市时，我有时会想，我是来到了芝加哥的郊区吗？因为那里也有很多快餐店，超市的货架上也摆满了预包装食品。但是，只要能形成良好的饮食习惯，你就可以更好地抵抗这些垃圾食品的诱惑。

第二个任务是找到适合自己的饮食。并非每种节食方案对于不同身体类型的人都适用。在下一章中，我将谈谈如何判断自己的身体类型，以及哪种食物能帮你达到最佳健康状态。

第七章

适合自己的饮食

◐　　○　　◑　　●

　　典型的减肥方案通常都假定每个人与食物的关系都是相同的，并且为了减重和促进健康每个人所需减少的热量也是一样的，这就是其问题所在。当然，我们都知道事实并非如此：环顾四周，你会发现每个人的身体和饮食问题都各不相同。

　　最近，布鲁斯与他的医生发生了一件不愉快的事情，之后他找到了我。他最近的一次血液和身体检查显示，他的胆固醇、空腹血糖和血压水平都有所升高。这三项指标都不是太高，无须进行药物治疗，但是医生警告他，他迟早要服用多种药物，否则其心脏病就会发作或发展为代谢综合征，这只是时间问题。最后医生告诉他"要减肥"。布鲁斯听到后非常沮丧。布鲁斯重239磅，他知道自己需要减肥。布鲁斯身高近六英尺，体重一直控制得很好，属于健壮而非肥胖的体形。布鲁斯自称是个美食家，也是个工作狂。他有一家从事营养教育的公司，经常在全国各地教授如何吃得更好。他还有一个私人博客，上面会根据食物的营养价值对餐厅进行评价。他热爱健康、干净的饮食，为什么体重还会失控呢？

从时间生物学的角度看，布鲁斯确实存在一些问题。首先，他滥用了身体强大的自然新陈代谢机制。身材高大、肌肉发达或者运动能力强的人可能新陈代谢能力也很强。年轻时这是好事，因为它能让你比其他人吃得更多，而不会增重太多。这样一来，在食物和食物相关领域创业就变得很有诱惑力。像布鲁斯这样的人经常会觉得吃得好能抵消吃得多的消极影响，但事实并非如此，尤其是当那些食物来自餐厅时——食物的量非常大，还加了很多盐和糖。而且，许多餐厅提供的食物原料也都不太健康。就算不是快餐，你也很容易多吃。

到了四十岁，情况就不一样了。中年对于许多美食爱好者而言是一个关键的转折点。随着新陈代谢的自然减缓，你可能会发现自己原来的饮食习惯对你已经没有用了。你的饮食没有改变，但身体已经变了。睡眠不足、缺少锻炼只会让情况变得更糟糕。因为没有恰当的饮食计划，有些人发现自己突然陷入肥胖难题。但什么样的饮食计划才是适合你的呢？只有知道了自己的身体是如何运作的，才能知道自己需要做出什么改变。我会发给患者一份身体类型测验，帮助他们了解自己与食物的关系。这份测验还关注了一件大多数饮食计划忽略的事情——消化，它是我们了解自己的身体类型的关键。阿育吠陀医学认为，体重不仅与饮食有关，还与消化有关。

通过回答下列问题，你就能找到自己的新陈代谢类型。与之前一样，这些问题没有正确答案，如果没有完全符合你情况的答案也是正常的。选择最接近的答案即可。

1.青少年阶段，父母总说我吃饭：

　　A.挑食。

　　B.吃完饭就饿。

　　C.爱吃甜食和油腻的食物。

2.青少年阶段，我的体格是：

　　A.瘦弱、矮小。

　　B.肌肉发达、身材高大。

　　C.无论身高如何，都身强体壮。

3.去到陌生的餐厅，我最关心的是：

　　A.有没有我能吃的食物？

　　B.实际食物与宣传的一样吗？

　　C.有没有安慰性食物？

4.如果有一顿饭不能吃或忘了吃，我会感觉：

A.分心或头晕，但不会总是饿。

B.饥肠辘辘，易怒。

C.还好，或有时感觉很好。

5. 早上我一般：

A.很少感到饿。

B.通常都会感到饿。

C.因为前一天的晚餐而感到很饱。

6. 如果我今天工作很累，午餐时我会：

A.忘记吃，或随便吃点，即使食物不健康或吃不饱。

B.一定要大吃一顿，即使是外卖食品。

C.正常吃，但之后会吃点甜食犒劳自己。

7. 如果我没有吃午餐，通常是因为：

A.忘记吃或觉得不饿。

B.在锻炼或赶工作。

C.我很少不吃午餐，我喜欢腾出时间吃饭。

8. 在制作健康晚餐方面，我的情况是：

A.通常没有精力自己做晚餐。

B.就算是深夜，也很想坐下来享受晚餐。

C.一天结束后，我要大吃一顿。我不想考虑节食减肥的事情。

9.节食减肥的过程很困难，因为：

A.开始几周我充满动力，但之后很难坚持。

B.节食一天我就会感到饥饿难耐，于是就放弃了，开始吃零食。

C.我对食物的渴望从未消失。让我永远不吃喜欢的食物太难了。

10.启动一项新的饮食计划时，我遇到的最大困难是：

A.细节太多，要购物、做计划，还要烹饪新的食物。

B.我担心自己总是饿肚子。

C.很难抵抗食物的诱惑，尽管我不该吃。

11.之前节食减肥的结果通常是：

A.减重5~7磅且感觉良好，但是不足以支撑自己像之前一样刻苦工作。

B.不管有多痛苦，我都会达到减肥目标。

C.身体就是不合作，每天看着秤上的数字是一种折磨。

12.在改变饮食的过程中，我遇到的最大困难是：

A.有时我会沉迷于计算卡路里，但有时我会忘记。

B.我知道不应该每天吃零食，但是我饿了就无法思考。

C.感到有压力或沮丧时，我会吃零食。

13.关于减重，我认为：

A.如果我能改变一两个习惯，我的体重就能降下来。情况向来如此。

B.如果我能多锻炼，我是能减肥的。

C.我的体重一直是个问题，不知道能不能改变。

14.跨时区旅行时，我出现的最严重的消化问题是：

A.恶心，就餐时间改变后不能按时感到饥饿。

B.便秘。

C.水肿。

15.我在两餐之间吃零食，主要是因为：

A.我感到无聊，或者忘了吃饭。

B.我一直都很饿。

C.我需要安慰，或者从本该做的事情中抽离出来。

16. 我的排便状况：

A. 大便有时干燥、较硬，有时便秘。

B. 非常有规律。

C. 大便有时顺滑成形，有时稀松多水。

总计：A：_____ B：_____ C：_____

如果你的答案中A最多，那么你的新陈代谢不稳定（瓦塔）。如果B最多，那么你的新陈代谢比较旺盛（皮塔）。如果C最多，那么你的新陈代谢比较缓慢（卡帕）。这三种类型没有好坏之分，饮食类型与睡眠类型不一致也没关系。这只是反映了你的身体是如何处理食物的，以及你对饮食和体重增加的态度是如何在某种程度上受其影响而形成的。

新陈代谢不稳定

如果你的回答中A最多，那么你的新陈代谢不稳定。同浅眠者一样，你也被称为"瓦塔型"，瓦塔即空气。尽管浅眠者通常新陈代谢不稳定，但睡眠类型也可能与饮食类型并不相同。新陈代谢不稳定的人永远不知道自己何时会感到饥饿，结果他们每天的就餐时间都不同。

年幼时，这类人可能很挑食，或者坐在桌边这里吃一点，那里吃一点，从来吃不完。吃饭时他们可能会叽叽喳喳地说个不停，遇到感兴趣的话题甚至会忘了吃饭。或者你天天空想，吃饭时也不能集中注意力。你可能记得小时候到了饭点就是感觉不到饥饿。你可能身材相对矮小，骨架也较小，尤其是手腕和脚踝。小时候的你可能会到处跑来跑去，想和伙伴们一起玩耍，但也需要独处的时间恢复精力。

进入青少年时期后，你吃的零食可能比饭还多。父母可能说过你吃饭太少，吃糖果和零食太多。你是一个不喜欢吃午餐的孩子，但到了下午两点就会饥肠辘辘。如果是这样，你可能成年后还是如此，经常不吃某一餐，或是觉得午餐吃一把坚果就足够了，然后下午四点左右开始头疼，那时就喝杯咖啡，或者去售货机那里买点吃的。新陈代谢不稳定的人会在一天中的某一餐时特别饿，之后就一直对食物提不起兴趣，这并不少见。有时你感到饥饿，但是如果太过沉迷于手头的工作，你就会不吃东西。而且吃饭时你也会进行多项工作，比如站在厨房的橱柜前吃饭，或坐在书桌前吃饭，或者边吃边打电话。整个白天，你排除一切干扰制订计划、埋头工作，消耗了大量能量。等能量耗尽后，你也垮掉了，就随便吃些东西挨过这一天。

刚刚成年的时候，即使吃东西没有规律，新陈代谢不稳定的人也可以勉强撑下去，因为此时他们的身体不易储存脂肪，可以暴饮暴食，体重却不会增加。当然，他们可能会幻想减重5~10

磅，但是他们从没面临过肥胖的风险。他们忙着聊天、动来动去、四处奔波、一心多用，从而消耗了体内大部分的食物。新陈代谢不稳定的人在年轻的时候很少节食。如果你的新陈代谢不稳定，可以在几周内改掉一些坏习惯，或者稍加强些锻炼，因为体重会在某种程度上自动趋向正常化。这是个不错的方法，因为你可能没有足够的耐心按规则准备食物并进行规律的饮食。许多新陈代谢不稳定的人刚减掉十磅就会又增加十磅，体重来来回回地变化。他们喜欢尝试新的节食减肥计划和运动计划，但永远只有三分钟热度。如果你是这种类型的人，可能你会觉得自己有个不可告人的小秘密，那就是在节食减肥方面，你完全没有意志力。事实并非如此。你之所以觉得自己缺乏意志力，是因为你容易感到无聊，而大多数节食减肥计划本质上都很无聊。

成年后，随着时间慢慢流逝，一切都会改变。三十过后，尤其是四十过后，你的体重开始稳步上升。时而不吃饭时而又吃太多会增加新陈代谢的压力，身体对胰岛素的抗性也可能会变得更强。你一边四处奔波，一边同时应对多个项目和多个目标，然后发现晚上更难以入睡了。可能你的体重也会增加。工作如此繁忙，你觉得更难坚持一项运动计划了。这些状态意味着你的肠道开始出毛病。你可能会出现便秘、腹胀和浮肿等症状。

新陈代谢不稳定的人也会因为情绪或个人境遇的突变而体重增加，比如移民、失业、失恋、不喜欢自己的工作，或者人生进入了需要照顾病患的阶段。压力对身体有巨大的威力，能进一步减缓你的新陈代谢。

如果你的新陈代谢不稳定，那么要想保持身体健康，你需要做下列事情：

设定规律的就餐时间。即使最初几天到了饭点你还感觉不到饥饿，也一定要吃饭。必要的话，你可以设置闹钟提醒自己。不要再想着一顿不吃就可以晚些时候多吃一点，这根本不对。你需要训练自己的身体，使其到了某个时间点就想吃饭。如果你的早餐比较清淡且富含优质纤维，比如燕麦或蔬果奶昔，而且之后午餐也吃得很饱，那么晚餐时你就不会特别饿，只要喝一点汤或吃点清淡的沙拉，身体就满足了。此外，当你忙于工作项目和计划时，身体也能得到更充足的能量。几周之后，你到了点就会饿，也不会那么容易被有饱腹感的零食诱惑了。

优先考虑膳食纤维。整天吃零食的人很难在饮食中摄取足够的蔬菜和膳食纤维。用精制糖和含盐、含面粉的零食代替正餐太容易了。这就是你患有便秘的原因。此外，当你感到精神散漫、不知所措时，可能会吃口味重的基础食物（意大利面、比萨、松饼），这些东西会减缓身体的新陈代谢，消耗能量。因此，每顿饭都要以蔬菜、水果和全谷物为主。如果要吃肉，尽量在午餐的时候吃，这样身体才能完全消化它们。

. . . .

避免脱水。如果你的能量水平一整天都在变化，那么不管你是否意识到了，你都在脱水。你可能会想到要多喝水。体重除以二，就是你每天需要饮用的水量。工作时请在手边放一个水杯，这样你的心情和思维都会有所改变。多喝水还能够促进消化，帮助减重。大多数新陈代谢不稳定的人也需要减少脱水饮料的日摄取量，这意味着要少喝咖啡、酒精或苏打饮料，多喝草本茶或热柠檬水。同时也要少吃干果和脱水零食，尽量不吃盐分高的食物，比如薯片、椒盐脆饼干和爆米花，因为它们会吸收体内的水分。

. . . .

别太担心脂肪。如果你的新陈代谢能够有规律地运行，你可能不需要通过限制脂肪摄入来减轻体重或保持体重。你很幸运。事实上，我的多数这类患者在采用低脂饮食减肥时，都发现他们的皮肤会变得干燥，心情也不太稳定。与新陈代谢水平较低的人不同，你可以摄入一些肉类。不要吃太多肉，因为你不能完全消化它们。出于同样的原因，你可以吃一些乳制品，但你应该避免吃冰激凌，因为冷冻食品会削弱你的消化能力。你可以吃很多坚果和健康的油，而不用担心体重增加。瓦塔型的人要注意不要脱水，你的身体系统就像吸水纸，会吸收滋养关节和组织的油。你不需要吃无脂沙拉酱，可以放心地摄入脂肪类食物，以滋养皮肤、大脑和关节。

吃东西前后要检查身体。这对任何人来说都是很好的建议，但是新陈代谢不稳定的人是出了名地爱盲目吃零食。工作时，他们在办公桌前吃饭，或者站着吃，或者一边奔波一边吃东西。你需要坐下来，真正专注于享受眼前的食物。吃东西时一定要离开工作的地方。你可以在户外吃自带的午餐，也可以去餐馆喝碗汤。吃第一口午餐之前，先安静地坐会儿，感受一下你的身体感觉如何。只需几秒钟，你就可以把感觉和食物联系起来。在吃一些明知道不那么健康的食物时，这一招也很有用。请在进食之前先检查身体，然后好好享用食物，之后再检查身体。你感觉如何？因为味道好的食物与在体内感觉良好的东西是不同的，所以你必须在两种感觉之间建立联系，以便做出更好的选择。

新陈代谢旺盛

如果你的答案中 B 最多，那么你的新陈代谢比较旺盛，属于皮塔型。"皮塔"代表火。你的身体一直是一个燃烧热量的机器。你的体温很高，情绪也比较容易高涨。你吃得很多，需要不停地吃才能保持能量、集中注意力。事实上，如果有一顿饭没吃，你可能就会变得易怒，无法专心。

　　小时候的你不是一个挑食的孩子。你可能有喜欢吃的食物，也有不太喜欢的，但是面前的食物你几乎都能吃，也都能消化。你可能有一段时间会变得有点胖嘟嘟的，但在身体的快速生长期，你又会变得又瘦又高。十几岁的时候，你是那个最早吃完饭，然后出去玩一会儿后再回来吃，一小时后又开始想什么时候吃下一顿饭的人。几个小时后，你可能会溜进厨房做三明治，或者在上床睡觉前偷袭食品柜，因为你一直都很饿。你可能严重依赖运动饮料、苏打水和高脂肪的甜点，以此获得身体所需的热量。你可能是中等身材，肌肉发达，或者在十几岁时就已经很高了。你可能会说自己有个铁铸成的胃，并且排便规律。你的身体正在以最快的速度消化食物。你一直很活跃，并对运动、成就和完美主义感兴趣。你可能参加过运动队或耐力赛，天生就充满竞争力。这些活动都让你更加饥饿。我见过许多这种类型的人在十几二十岁的时候就学会了用食物填饱肚子。他们害怕饥肠辘辘的感觉，并把吃得过饱与满足和安全感联系在一起。

　　二十几岁时，你可能还是会吃很多，也会经常吃零食，比如运动饮料、能量棒和蛋白质奶昔。你可能已经将锻炼作为控制体重的主要方式了。你可能已经告诉自己，只要通过运动保持平衡，就可以随心所欲地吃东西。在你二十几岁的时候这可能是正确的。

新陈代谢旺盛的人会尝试节食减肥。皮塔型的人是天生的完美主义者，他们喜欢完美的身体或健康的食物。他们可能仅仅是被体重秤上的数字所激励，并且为了实现这一目标，在一段时间内可以狠下心来忍受饥饿和疼痛。这种人也喜欢耐力运动，因为明确的目标或有组织的训练计划可以让他们随心所欲地吃东西，而不用担心体重会增加。他们可能会坚持一段时间，之后减肥计划就会被其他目标和压力所取代。

新陈代谢旺盛的人也喜欢食物。他们喜欢吃餐厅里精致的食物，吃东西也很有仪式感。他们认为进食是愉快的，但通常不知道食物带来的欢愉感其实有两种：一种是对舌头而言，一种是对身体而言。

一直到中年，你都能通过运动平衡身体对热量的强烈需求，之后身体的新陈代谢开始减慢。与此同时，你也更容易出现运动损伤。你可能已经患上了某种过劳损伤，不得不远离健身房，或者限制锻炼强度。这时你的体重开始慢慢增长——当剧烈的运动不能加速你的新陈代谢时，你就会出现这样的情况。到目前为止，我见过许多人在几年的时间里体重增加了三十磅，甚至更多。

这正是发生在布鲁斯身上的事。他告诉自己，只要吃得健康就可以随心所欲地吃。像许多新陈代谢旺盛的人一样，他已经学会了在产生饱腹感之前吃下过量的食物。他会一直吃，直到吃饱为止。在某种程度上，这种饱腹感是他衡量成功的标准。如果你喜欢食物，就要把这种对食物的热爱从餐馆带到家里。在家做饭可以让你享受被食物包围的乐趣，同时也不用吃很多道菜。你还能学会如何将饭量减少至最适合的程度。

如果你的身体属于这种类型，那么你需要这些特定的策略来帮助你减肥，同时也能保护自己旺盛的消化火：

健康饮食。如果把身体看作热量和营养的熔炉，那么你必须为它提供清洁的燃料。这意味着你要少吃红肉和贝类，要远离重盐、油炸食品和大多数垃圾食品。你要多吃白肉、蛋白和豆腐等富含蛋白质的食品。食用低盐奶酪可以减少钠的摄入。饮食要以水果和蔬菜为主，这样可以更有饱腹感；不要使身体摄入过多酱汁和脂肪，这会让你感觉迟钝，甚至可能干扰睡眠。

将最丰盛的一餐安排在中午。是的，这对每个人都很重要，但对新陈代谢旺盛的人而言，他们必须做到这一点。如果习惯了晚餐时吃得丰盛，那么你是在与自身旺盛的新陈代谢唱反调。工作结束后摄入大量卡路里不仅不利于减轻体重，还会导致夜间消化不良、胃灼热以及充血。只要把最丰盛的一餐提前，你就能轻松实现减肥的目标。

Change Your Schedule,
Change Your Life

学会分辨真实的饥饿感与虚假的饥饿感。如果你多年来经常吃零食，那么你的身体已习惯了整天处于高血糖状态。因此，当血糖水平下降时，即使你没有感到饥饿，身体也会感到恐慌，并向你传达你在挨饿的信号。别担心，我们的身体能学会分辨真实的饥饿感与虚假的饥饿感。在训练身体遵守更严格的作息时，我建议你随身携带一个保温杯，里面装上蜂蜜绿茶水。上午用它代替咖啡可以让你远离自动售货机。下午改喝柠檬水，它有助于调节血糖，让你在两餐之间不会感到饥饿。通常你只要喝几口就会抵消虚假的饥饿感。

给消化系统降温。你的新陈代谢很旺盛，就像情绪一样高涨，所以你要远离辛辣的食物，因为这些食物会让你脸红、出汗，还会导致充血和胃灼热。你的身体需要更温和、更美味的香料。想戒掉零食的时候，你可以把注意力集中在生食上，吃些水果和生蔬菜给自己降温，同时还可以填饱肚子。这些食物比咸味零食和糖果更能果腹。

吃多种口味的糖果。如果你有蛀牙，可能你经常一整天都在吃甜点或甜食。许多新陈代谢旺盛的人都有蛀牙。一定要记住，糖类也有很多种。你无须一点糖都不吃，但要挑选适合自己的糖类。精制糖和面粉会加速蛀牙的恶化。相比之下，水果则含有多种复杂的味道。比如苹果，它虽然含有糖分，但也是酸性的，不仅口感松脆，还酸酸的。选择食物时，要选那些味道多样、纹理复杂的食物，因为这些食物能让你感到满足。

新陈代谢缓慢

如果你的答案中C最多，那么你的新陈代谢可能比较缓慢。阿育吠陀医学称之为"卡帕型"。卡帕代表水。如果你属于这种类型的人，你的身体可能更容易储存液体和脂肪。你的身体可能比较健壮，骨头和关节比较大。你可能有一双大眼睛，而且头发浓密、皮肤光滑。你的新陈代谢缓慢，这让你能比其他人更努力、更长时间地工作。在工作场合，你比任何人都能更好地应对压力与争执。你不会像其他身体类型的人一样任由情绪摆布，而是能够保持更健康的状态。

婴儿时期的你一定很快乐。你不仅睡得很好，吃得也不错。你是一个随和的快乐宝宝，充满好奇心。你一旦学会了什么东西，就会永远记得。你从不挑食，所以很快就成了胖嘟嘟的宝宝。但在童年及少年时期，你与食物的关系可能会变得令人担忧。今天的社会文化比较看重苗条甚至瘦削的身材，因此你可能在年轻时就认为自己的身体应该与其自然状态有些不同。但是你的骨头和关节比较大，骨架不可能变小。然而，父母可能会鼓励你少吃一点以保持苗条的身材。对此，女性可能听到得比较多，但年少的男孩如今也被告知应保持腰围、锻炼肌肉。然而，这并非孩子应有的身材。如果你的兄弟姐妹或亲密的朋友的身体类型与你不同，你可能会好奇为什么他们吃得比你多，却仍然很瘦。事实上，你对食物和糖果的热情可能并不比他们高。正因如此，新陈代谢较慢的人可能会特别挣扎，尤其是在人生的前二十年，因为在这一阶段你正处于成长期，身体会自然地储存脂肪和液体。

因为你的身体会储存液体，所以冬天你可能比较怕冷。你的呼吸系统会分泌较多的黏液，因此你对空气中的花粉和有毒物质过敏。春天气候比较潮湿，你更容易变胖。如果你搬到气候潮湿的地方，你的体重可能会增加得更快。

二十几岁时，你可能已经尝试过多种节食减肥计划。我见过的这种类型的人尝试过所有新潮的节食减肥方案，并尝试过一两次过度节食，试图让身体恢复到原来的样子。过度节食和所谓的减肥食品——比如可以代替正餐的饮料和酒水——都有一个问题，那就是它们含有合成营养物质，而低热量食品含有人造糖精。这些食物既不能满足身体的需要，也不能满足味蕾的需要，反而会让人暴饮暴食。因此，狂热节食者的体重经常摇摆不定。当你无法从这些食物中获得满足、实在饿得受不了时，你就会大吃大喝。

我也见过走向另一个极端的人，他们最终放弃了节食减肥。他们非常沮丧，这是可以理解的，因为在节食减肥时他们必须时刻保持警惕才能成功。而周围的人似乎可以肆意放纵，吃各种糖果和不健康的食物。更糟糕的是，他们觉得自己被其他人看不起。明明其他人吃得更多、选择的食物更糟糕，却无须承担什么后果。

如果你放弃了节食和锻炼，像朋友和家人一样吃饭，而你的新陈代谢又比较缓慢，那么你每年会增重5~10磅。这样一来，还未到中年，你就会轻松步入肥胖患者的行列。我曾告诉新陈代谢缓慢的人，只要方法正确，他们是很有可能通过节食成功维持健康体重的。为了做到这一点，你的饮食需要能够帮你排除毒素，阻止身体储存水分。

卡帕型的人应该这样做：

先排毒。因为你的身体内存有水分和脂肪细胞，以及从不健康的食物中摄取的毒素。阿育吠陀医学把毒素称为"阿玛"，身体充血、早晨舌头上有白色或黄色的外膜，或者早晨或饭后感到舌头肿胀、沉重，这些都说明你体内含有阿玛。事实上，如果你体内的阿玛堆积过多，你早上的体重可能比前一天晚上更重。你需要通过能够排毒的饮食来阻止身体摄入精制糖、面粉以及大多数肉类和乳制品，进而将阿玛从身体系统中排出。这听起来很严重，但新陈代谢缓慢的人如果不吃面粉和乳制品，他们的身体几乎会立刻做出反应。乳制品会使身体生成黏液，因而臭名昭著。大部分卡帕型的人都开始注意到，他们的消化系统会对乳制品及肉制品产生反应，进食后不久就可能引起胃灼热或充血。我的许多患者都发现，只要尽量不想意大利面、用小麦粉烘焙的食物及米饭，他们就能成为一个吃蔬菜的合格的素食者。如果需要，你可以参考第151页提到的排毒饮食方案。你可以采用这种饮食并坚持三四周，看看身体感觉如何。试过的人常常会惊讶于自己身体的巨大变化。

问问自己是否真的饿了。 虽然这对每个人来说都是很好的建议，但对于卡帕型的人至关重要。我发现，卡帕型的人实际上并不像他们自己认为的那么饿。虽然他们的身体已经被训练成每日要进食三次，或者更多，但当他们与身体建立联系后，会发现自己并没有那么大的胃口。他们倾向于在用餐时细嚼慢咽，而不是像其他人那样狼吞虎咽地吃东西。如果你属于这种新陈代谢类型，你可能会告诉自己，你没有意志力或者节食是痛苦的，但对你来说并非如此。你的身体很清楚它需要什么，如果你在每顿饭前后都进行自我检查，问一下"我感觉如何"，你会对自己学到的东西感到惊讶。与典型的西方饮食所规定的食物量相比，你的身体所需的食物要少得多。只要你保持健康饮食，并且只在真正饥饿的时候进食，作为回报，你的身体会重新焕发活力，思维也会变得更加清晰。尽管你可能需要几周的清淡饮食来重新训练味蕾，但你可以做到。我见过很多成功的案例。

乐于尝试温和的禁食。卡帕型的人不用一直吃东西，也不会感到饥饿难耐。如果没吃晚餐，你不会像新陈代谢不稳定的人一样垮掉，也不会像新陈代谢旺盛的人一样变得易怒、情绪化。你还是一如既往的那样温和、专注。有些人不能不吃饭，否则大脑和身体会变得迟钝，但你不一样。事实上，我的很多患者每周都有几天会不吃晚餐，而且他们会觉得这样更好。他们感到身体变得更加轻盈，仿佛身体和大脑比以往任何时候都更清醒。

多吃苦涩、收敛性的食物。其他身体类型的人可能需要远离咖啡，但新陈代谢缓慢的人很幸运，因为黑咖啡对他们有好处。黑咖啡是天然的利尿剂，也就是说，它可以带走你体内的液体，防止身体储存液体。你还可以在早上喝红茶和绿茶以激活新陈代谢，排出体内的液体。在水果方面，你可以适量地食用任何收敛性的水果，比如苹果、蔓越莓、西柚以及大多数水果干等。如果你想远离甜味，转向其他口味，平时可以多喝热柠檬姜水，它有助于重新训练味蕾。

吃辛辣的调料。 如果你喜欢口味重的食物，那么就随心所欲地加各种辛辣的调料吧。这种身体类型的人可以吃所有的热、辣食物。辛辣的调料可以帮他们排出体内的黏液。我曾告诉过他们，所有能使身体变暖或流汗的食物，他们都可以吃，比如蔬菜辣椒或者热汤。泰国菜就很适合他们。只吃热的什菜咖喱不吃米饭，是个不错的选择，因为它又辣又顶饱。你要吃那些能够打开气道、加速呼吸的食物。

排毒饮食

这本书的大部分篇章都在讲如何使身体与其昼夜节律保持一致，从而改善睡眠，减轻体重。但我在从医过程中见过一些人，他们不良的饮食习惯持续了几年甚至几十年，确实需要从中恢复过来。如果想减掉三十多磅，你的身体需要的可能不仅仅是调整昼夜节律。在准备好根据身体类型选择合适的食物之前，你可能需要重新训练身体，以使其能更好地消化食物，同时帮助味蕾更好地品尝美食。

当人们因为严重的肥胖问题来找我时，我会要求他们进行几周的排毒饮食。这是一种与广受欢迎的低碳饮食（也有人称之为"慢碳饮食"）类似的饮食计划。在戒掉所有会在体内堆积毒素的食物后，你不仅可以减肥，还能改善睡眠、增强活力。但要记住，这是临时性的饮食计划。事实上，并非所有人都需要这样的饮食计划。它最适合那些增重过多以至不能完全消化日常摄入的食物的人，因为普通的节食减肥计划对他们不起作用。

新陈代谢不稳定的人应该尝试一下这种饮食计划，一周即可，最多不能超过两周。新陈代谢旺盛的人则可以将其延长至一个月。只要喜欢，新陈代谢缓慢的人可以一直保持这种排毒饮食，但你可能会时不时地想停止它，然后在换季的时候重新开始。身体在换季时可能更容易堆积毒素，因此这时是排毒的好时机。

阿育吠陀医学很重视智能食物，即那些含有植物营养素的食物，因为它们生机勃勃、充满活力。任何人都想选择自然生长、未经加工的食物，正在进行身体排毒的人更是如此。 如果你长期食用加工食品和精制食品，那么你的身体无法轻易消化这些成分，它们就会在消化系统内留下残渣。相比之下，天然的健康食品则能被完全消化，不会在体内留下废物。我经常对患者说，消化系统就像一块地毯，垃圾食品的残渣会被留在身体这块地毯上。这种饮食还有一个附加的好处，那就是它不会让人吃太多。

考虑到这一点，你的排毒饮食计划应该重视那些自然生长且最容易被消化的食物。

蔬菜：你不能吃太多蔬菜。你可以生吃蔬菜或清蒸，将其作为午餐和晚餐的主食。你也可以用含有少量油的醋增味。豆芽这种蔬菜非常健康，具有排毒的功效。你也可以喝蔬菜汁，但要远离胡萝卜汁。你唯一需要避免的是高淀粉的蔬菜，比如土豆和红薯。

调料：你可以在饮食中随意添加调料给蔬菜调味，但盐除外，只能放少量盐，因为它会引起浮肿。

全麦食品：大多数人都知道，精制面粉不适合那些想通过排毒来减肥的人。因此，你要避免面包、糕点以及意大利面。你可以少吃一点燕麦，处于排毒阶段的人应该完全避免食用面粉制品。你可以食用许多全麦食品。比如，你可以将大麦或巴斯马蒂米与绿豆等量混合煮成豆汤，即"西萨拉（kitchari）"。在这一阶段，巴斯马蒂米是一种很好的排毒谷物，因为它极容易被消化。

坚果： 你可以不定期地吃一点葵花子、南瓜子或芝麻等生坚果，也可以将其点缀在燕麦或蔬菜上。

排毒时，你要尽量避免一些食物，尽管它们对你而言非常美味，甚至让你误以为其中一些是健康食品，比如：

面粉： 大多数人不知道自己有多依赖面粉制品。玉米薯片、皮塔饼面包、早餐燕麦甚至全麦面包都含有大量的精制谷物，会阻碍你实现减重或排毒的目标。这些食物会提高血糖水平，增强饥饿感。它们只能填饱肚子，没有任何营养。

乳制品： 牛奶等乳制品，尤其是经过巴氏消毒后，会使身体系统分泌黏液。酸奶通常被认为是一种健康食品，但是大多数人买的酸奶中含有大量人工糖精，营养价值不高。因此，酸奶并不比其他乳制品健康。在排毒期间，最好也不要喝酸奶。人们之所以认为酸奶健康，是因为新鲜的自制酸奶中含有许多活细菌，能够帮助消化。每个人都能多多少少地利用这些健康的细菌培养基，但你也可以从韩国泡菜或康普茶中获取它们，甚至可以通过服用乳酸菌药品获取。尽管几乎所有的乳制品都不能吃，但你可以食用少量不加盐的阿育吠陀医学脱脂乳或酥油。

肉类：肉制品通常会使身体堆积毒素，因此在排毒阶段，应该避免食用所有肉类食品，包括鱼类和贝类。如果你觉得自己需要补充蛋白质（比如运动员），那么可以吃少量鸡肉和乌龟肉，但总的来说应该不吃肉。

水果：水果通常对人体是有益的，但在排毒阶段，只能把水果当作甜点或点心食用。要特别注意避免食用香蕉、牛油果以及果汁等油腻的水果。如果一定要吃水果，可以吃一些收敛性的水果，比如苹果、柑橘、蔓越莓和石榴。

豆类：尽管豆类中含有大量的纤维，但也会引起腹胀和浮肿。我建议在排毒阶段应该避免食用除绿豆外的所有豆类。扁豆和绿豆比较小，更容易消化。因此，相比于个头大的豆类，它们不会导致严重的腹胀和浮肿。我有许多尝试排毒的病患会将蔬菜扁豆汤作为主食，并最终发展为一种安慰食品。

大多数脂肪：不健康的脂肪很难被身体消化，还会使身体分泌黏液。当然，这不仅指油炸食品，还包含黄油、人造奶油、奶酪以及动物脂肪。你可以食用少量天然的生冷油，比如酥油或液体黄油，它们都是健康的食品。

糖类： 白糖是一种"毒性"剧烈的食物，在排毒阶段应该避免食用。如果需要甜味剂，可以用蜂蜜代替，但不要给蜂蜜加热，也不能用它来做饭。蜂蜜这种美食含有多种植物精华。尽管蜂蜜非常黏稠、甜腻，但它并不会使身体发炎，也不会使身体生成黏液。更惊人的是，在室温下食用蜂蜜可以起到干燥身体的效果。然而，当蜂蜜被用来做饭时，效果就截然不同了。高温会降低蜂蜜的抗氧化能力，还会减弱其味道，所以不要烘烤蜂蜜或用它来做饭。

冷饮： 排毒减肥需要增加消化火，而冷饮的作用却是相反的。它们会使胃里的消化酸冷却，让身体系统休克。排毒阶段你最好饮用常温饮品或热饮。热柠檬水有助于在排毒时清洁身体系统。不要喝咖啡，如果需要咖啡因，你可以饮用绿茶。

不要尝试一劳永逸的饮食方案，而要找到适合自己的节食方案。请将这些健康的饮食习惯按照自身的昼夜节律安排到日常作息中，你会发现，维持健康体重会比以往任何时候都更容易。一旦你不再在深夜边看电视边吃零食，并且养成吃一顿营养丰富的简便早餐、一顿丰盛健康的午餐和一顿清淡晚餐的习惯，你会惊奇地发现，自己将变得更有活力，也更加专注。

改变生活方式的最后一步是锻炼，我将在下一章详细讲述。我所说的锻炼不是指健身房中的长时间锻炼，而是如何在维持现状的基础上制订合理的日常锻炼计划。毕竟，锻炼不仅是身体排毒的主要方式，还能帮助你维持健康的饮食以及深度的恢复性睡眠。

第八章

在适当的时间进行适当的锻炼

◐　○　◑　●

　　我敢打赌，你知道锻炼对你有好处，虽然有时你会逃避锻炼。你可能不知道的是，阿育吠陀医学认为运动是一种神圣的日常仪式，也是保持身体正常运行最有效的方法之一。其在梵语中对应的术语是"vyayama"，要想讲清楚其中的微妙之处，需要长篇大论。简而言之，它是指通过特定的运动来改善身体各系统的循环和交流。众所周知，运动可以改善身体的循环系统，进而维持心脏的跳动以及肺部的正常工作。然而，这并不是身体里唯一需要激活的系统。阿育吠陀医学把身体的各系统都看作是通道。消化系统是一个中空的通道，营养物质由此进入我们的身体并在体内流通。呼吸系统也是一个通道，负责输送氧气和二氧化碳。淋巴系统、神经系统以及循环系统都是身体传递营养、液体、信号和废弃物的通道。我们的身体生来就是为了做这些神奇的事情的，但它需要一点帮助。

　　一天结束后，这些通道会变得或黏或滑或者被堵塞。堵塞物是日常生活中自然的副产品，就像刷牙可以防止牙垢堆积一样，每天清除堵塞物也很重要。普拉那表示生命能量，有时也被译为"气息"。你可以利用普拉那清除体内的堵塞物，这很有道理。在锻炼和运动的过程中，你会深呼吸，进而打开身体通道。运动很重要，因为它会让人深呼吸，引起身体所需的化学物质与激素的重大变化，从而保持健康。通过锻炼，你可以改善系统间的交流，使它们和谐运作。锻炼也能使身体变暖，产生阿格尼，也称作"火"，从而点燃消化火，赋予你能量、清晰的头脑、激情和对生活的热情。虽然人们很容易把锻炼看成待办事项，但实际上你需要把它融入每日的作息中。锻炼可以使情感复位，增强活力，改善情绪，还能净化身体。

锻炼在现代作息中的重要性正日益凸显，因为现代人几乎没有时间运动。通勤一族开车或乘车上班，之后一天都坐在办公桌前，晚上则坐在电视或电脑屏幕前。如果不放松身体肌肉，你很难安然入睡；如果缺少体育活动，消化系统也不能高效运行。阿育吠陀医学是一门追求身体平衡的艺术。如果感到冷，你必须增加热量来使身体达到平衡。如果脱水，你需要补充液体和油，使身体重新达到平衡。如果你白天一直坐着，晚上又躺着睡觉，你就需要通过运动来恢复平衡。进行第一轮高强度运动的最佳时间是早晨——在你睡了七八个小时之后。

普拉那（气息）构建能量

阿育吠陀医学认为身体中最重要的两个器官是心脏和大脑。只有普拉那，即气息，能将二者连通。当你深呼吸时，心脏和大脑会立即被连通。你可以现在就试试。慢慢地深呼吸，好好感受当下。喜欢的话，你可以再来一次。你可能会感到压力被缓解了一点。缓慢地深呼吸是冥想和瑜伽的基础，但即使最适度的锻炼也是从深呼吸开始的。有意识的锻炼会使你暂时搁置日常问题，使心脏和大脑活跃起来。还有比这更简单的保持健康的方式吗？相比之下，久坐不动的生活只会让你的呼吸变浅，让心脏变得紧张、大脑变得迟钝。

但是，普拉那不仅仅与气息或深呼吸有关，这个梵文词语还代表着维持生命的重要能量。如果平时不锻炼，你就无法进行深呼吸，你的能量也会流失，因为你不能与身体建立联系，甚至注意不到身体的变化。你认为自己坐了一天，已经筋疲力尽或百无聊赖，但事实上远不止如此。你的大脑已经缺氧，身体组织也开始缺氧，它们已被堵塞，无法正常运转。能量不足时，你会一天喝好几杯咖啡，试图重新启动大脑。这根本不符合阿育吠陀医学的能量理论观点。新的研究表明，只要每天坚持，即使低强度运动也能够缓解轻度疲劳。即使只是每天早上散散步，也能维持气息，使普拉那进入身体。普拉那有助于改善夜间睡眠，调整身体节律，还能让你在早餐时产生饥饿感，增强白天的活力。

相比于每天进行短时的集中锻炼，许多人更愿意尝试在一周内寻找合适的时间进行两三次剧烈运动，因为运动指南强调的只是每周的总锻炼时长。如果你每周去两三次健身房，你可能会想为什么你的腰围和每日的能量水平并没有改变。相反，长时间的剧烈运动会让你疲惫不堪。当你感到压力巨大需要锻炼的时候，可能你已经没有足够的精力去健身房了。

我的患者中有一位财富经理，他每月在国内出差两次，每隔一周就换一个办公室。他知道自己吃得太多又睡得太少，为了改善精力不足的状态和越来越粗的腰围，他进行了剧烈的运动。他买了一辆运动自行车，每周运动两三次。同时，他还参加了一个在线课程，住在另一个城市的教练会带领他进行一小时的剧烈运动。尽管这样的剧烈运动帮助他缓解了沮丧的情绪，每次锻炼完他都会大汗淋漓，但这并不能帮助他减轻体重。事实上，这也没有治愈他的失眠和头痛，以及他的性功能障碍。他不想吃蓝色的小药丸，所以找到了我。尽管他的作息有很多问题，比如长时间的时差、深夜进食和深夜在电脑前工作等，但我首先关注的是他的运动习惯，因为他所有问题的中心都是精力不足。如果你过度劳累、疲惫不堪，就会失眠、精力不足、脾气暴躁以及头痛。极度疲劳时，你还会出现性功能障碍。你需要促进身体的日常循环，进行深呼吸，清理身体通道。

我的顾问想让他与身体建立联系，了解自己在饮食和工作时的真实感受，这需要他进行冥想或测量脉搏，而我知道他是不可能做到这些的。但是，他能将晨间锻炼作为日常作息的重点。不出所料，当我建议这位忙碌的财富经理参加晨间瑜伽课程并借此进行深呼吸、拉伸肌肉、感受一天二十三小时都被忽略的身体时，他犹豫了。整个健身行业都在大声地告诉他：如果锻炼时没有达到自己的极限，那么就没有得到"真正的"锻炼。

所有高成就者都不喜欢被告知要少做一些事情，但许多A型患者都需要听从这个建议：锻炼应该是一种刺激。尽管这听起来可能有违常识，但每天进行低强度锻炼会提高你的能量水平，而且早晨进行锻炼有助于改善夜间的睡眠。如果你平时不锻炼，那么你已经知道问题所在了。如果你锻炼过度，或者锻炼方式不合适，那么你需要好好想一想问题出在哪里。如果你进行的运动对身体和情绪没有任何帮助，那么可能这些运动都不适合你。如果你的运动对夜间的睡眠没有帮助，不能改善心情或者补充能量，那么你需要做些调整。最终，这位财富经理同意每周参加两次晨间瑜伽课程，并深深地爱上了深呼吸。我告诉他，深呼吸就像是身体在进行冥想。他很喜欢这种方式，因为他已经厌倦了传统的静坐式冥想。他习惯了一心多用的状态，所以需要能达到冥想效果的锻炼。在不参加瑜伽课程的几天里，他会进行短途散步或慢跑。他的精力也变得更充沛了。虽然人们很容易认为锻炼只是健身或减肥的一种手段，但事实上锻炼是在激活我们的身体。

昼夜连接

我已经阐述了睡眠（或者睡眠不足）对身体昼夜节律的影响。饮食或饮食时间也是如此。身体辨别时间的第三种信号是活动。当身体处于活跃状态时，它会自然地认为现在是白天。因此，我强烈建议起床后先进行锻炼，然后再吃早餐或者做其他事情，这样会向身体传递一个不可否认的信号：新的一天开始了。

晨间锻炼还有助于夜间的入睡。一些研究发现，有机会锻炼的老鼠比不锻炼的老鼠睡得更早，起得也更早。即使只进行一次剧烈运动，老鼠的昼夜节律也会发生变化。关于人类的研究没有这么的戏剧化，但很明显的是，定期运动的人能更快地入睡。某项研究要求被试住在一个独立设施中，以使他们无法获知时间。他们每天的时间都会缩短，因此每晚被告知要睡觉的时间都比前一晚提前二十分钟。你可以把它看作每天都在出现短时时差反应。有些人被告知要锻炼，而有些人则不用。大约六天后，那些被要求锻炼的人比没有进行锻炼的人更容易适应变化的睡眠周期。这是因为锻炼者的大脑分泌了更多褪黑素（大脑的天然安眠药），让他们能够更早入睡。

不过，真正有趣的是，之后这些被试都被要求进行锻炼，但锻炼时间不同。那些在下午或晚上锻炼的人的褪黑素分泌状况没有发生上述变化。事实上，睡前的剧烈运动会推迟褪黑激素的分泌，使他们在熄灯后更难入睡。事实证明，错误的运动时间会扰乱身体生物钟的中央调节器，进而扰乱人体细胞和身体系统的运行。

如果你喜欢下班后去健身房，就一定要知道这一点。许多人会在一天结束后挤出时间来锻炼。所有下班后在跑步机上努力奔跑的人都知道，健身房最忙碌的时间是下午六点到八点。这意味着一年中的大部分时间你都是在天黑后锻炼的，而此时你的身体正在放松，为睡觉做准备。这种剧烈的活动可能会让你过于警觉、身体过热，因而无法入睡。

最近，我遇到一位女士，她的一切似乎都很正常。她三十出头，是一个狂热的运动者，其饮食习惯更是让人羡慕。她是一个终身运动者，她说自己需要通过剧烈运动来应对压力。但她有一个问题，那就是晚上睡不着，尽管她的就寝时间保持得很好。

当我更仔细地检查她的作息表时，我发现她通常晚上八点去健身房，这意味着，一年大部分的时间里，她都在身体休息的时候进行锻炼。等她回家时，她的身体仍在出汗，并且已经完全清醒。最关键的是，此时她饥饿难耐。但她知道不应该在锻炼后再吃东西，所以她通常会尝试着直接上床睡觉。考虑到她的身体状况，紧张的锻炼确实能给她带来很多好处，但短时间内也给她造成了失眠问题，让她第二天变得神志不清、昏昏欲睡。失眠是她最近才出现的症状，可能她在二十几岁时采取这种锻炼方式并不会产生太大的睡眠问题，但身体到了三十多岁会发生变化，对睡眠障碍更加敏感。后来她开始早起，并且起床后先进行剧烈运动，自那以后她在工作时精力变得更加充沛、头脑也更加清醒，在一天结束时会产生困意，睡前也没有那么饿了。

随着年龄的增长，晨间锻炼对昼夜节律的益处也日益凸显。五十岁左右时，你需要在早上向身体传递强大的信号，告诉它白天开始了，这样你才能应对中年人的激素变化，使自己在夜间顺利入睡，防止失眠。近期，一项研究调查了运动对降低老年女性患癌风险的影响。研究人员还在问卷中调查了被试在实验期间的睡眠质量。由此我们得知，进行晨间锻炼的绝经女性（年龄在50~75岁）的睡眠问题较少。那些一周内有五天都进行45分钟中等强度晨间锻炼的人，其夜间的睡眠质量更好。即使一些人早上只做伸展运动，晚上也会睡得很好。相比之下，那些夜间锻炼的人更有可能失眠。晨炼可以让你晚上更易放松入睡。

时钟基因和新陈代谢

　　最新的一项研究观察了骨骼肌细胞在剧烈运动时的反应。当你进行低强度运动时，比如围着街区散步，肌肉会消耗氧气。当你从散步变为慢跑或快跑后，你会大口喘气，因为肌肉耗尽了你体内储存的氧气。这时，肌肉为了维持工作，开始消耗糖分。科学家们在研究这些新陈代谢变化的时候发现，同其他细胞一样，骨骼肌内也含有时钟基因。事实上，时钟基因参与新陈代谢的程度之深远超乎你的想象。正是这些时钟基因向细胞传递了信号，肌肉才会在运动时由消耗氧气变为消耗糖分。

　　时钟基因会向细胞传递不同的信号，改变其昼夜功能。因此，肌肉可以在一天二十四小时内适应各种运动，消耗不同的能量，身体内的其他系统也是如此。白天，肌肉细胞的工作效率更高，这意味着它们能够更有力地收缩，使新陈代谢由耗氧变为耗糖。正因如此，早上进行剧烈运动对整体的新陈代谢有更多好处，还有助于控制血糖水平。事实上，这项研究解释了为何不锻炼会造成如此严重的新陈代谢问题。运动对控制血糖水平很有效，由此人们可能会逐渐意识到久坐才是2型糖尿病的主要原因。

　　晨间锻炼还有一个更大的好处。我在第二章中提到了一项研究，它调查了男性如何通过在早餐前锻炼抵消高脂肪饮食的影响。更神奇的是，如果他们在早餐前锻炼，其体重不会增加，但如果他们不在早餐前锻炼，比如在早餐或午餐后，其体重就会增加。这项有关时钟基因及其如何影响新陈代谢的研究可能会为我们提供一些线索。早餐前，我们的身体仍在禁食，这时进行剧烈运动会使肌肉由耗氧变为耗糖，但由于人体中血糖含量较少，并不能满足身体的需求，于是身体被迫开始消耗脂肪。

好消息是，早餐前你无须进行太长时间的剧烈运动就能达到这一效果。20~35分钟即可。你可以在跑步机上跑步，也可以在户外锻炼。刚开始运动时，你可以进行间断训练，快走一分钟，之后慢走两分钟，也可以慢跑或散步。你也可以在划船机上进行不同强度的锻炼。你无须太折磨自己，我们的目标是通过运动改变呼吸，因此你只需进行强度适当的运动使自己进入深呼吸状态即可。当你感觉需要大口喘气的时候，你可以慢下来，进行一些低强度的运动恢复体力。在跑步机上气喘吁吁、肌肉紧绷并不是真正的锻炼，那只会让身体过分紧张。你要尽最大的努力让身体达到极限，然后放松。这样一来，如果锻炼时间为二十分钟，那么你可以进行七分钟左右的高强度锻炼。如果你能日复一日的坚持，对于改变新陈代谢、促进健康的目标而言，这已经足够了。

我们所需要的是对你和你的身体最有效同时强度最低的运动。我会在下一章讲解如何根据身体类型选择合适的运动。如你所知，每个人所需要的运动方式不尽相同，但有一些普遍的技巧可以帮你协调身体的昼夜节律，改变新陈代谢，控制体重。我的很多患者都喜欢晨练，因为这比他们以前尝试过的任何锻炼都简单。而且，比起一杯咖啡，晨间锻炼更能唤醒他们。关键的是，你要起床，然后做一些能打开身体通道而且能让你深呼吸和微微出汗的事情。

我每天需要的运动量是多少

这个问题很难回答，因为许多人都认为锻炼是一种正式活动。你需要换上运动服，走进健身房或参加课程，之后回家沐浴，然后再次换衣服。但是阿育吠陀医学认为，锻炼即让身体活动起来，可以随时进行。扫地、除草、饭后散步或者在后院传球都是一种锻炼，都能活动身体、打开身体各通道，而且你可以随时进行。如果你购买过健康检测器，并且突然沉迷于计算每日的运动步数，那么你实际上就是在以阿育吠陀医学的观点看待运动。运动可以做加法。我们的身体需要休息，同样也需要活动，这也是为什么一次强度适当的晨间运动会如此重要，因为它会在早晨首先启动你身体的活动和休息周期。进入活动时间时，你的身体会促使你起床，进入日间活跃状态，所以一定要按时起床，散散步或爬爬楼梯，或者做些轻柔的伸展运动。总的来说，你需要每天进行一个小时的类似活动。但大多数人通常只关心自己每天坐了多久，很少关心甚至不关心自己的活动量。

近期一份报告统计了来自16项不同研究的数据，这些研究都与运动对寿命的影响有关，统计结果令人惊叹。统计人员将一百万名被试依据运动量进行了分组，结果发现，相比于运动量少甚至不运动的人，那些每天运动一小时的人寿命更长，其运动完全抵消了久坐对身体的不良影响。但有趣的是，这些人并非每天都去健身房或者参加高强度的运动课程。事实上，他们通常都不会运动到大汗淋漓。他们进行的是适度锻炼，比如每小时行走3.5千米。这是一个大多数人都能接受的速度，相当于每小时骑行10千米。你只需简单活动身体，就能获益匪浅。研究并未表明被试是否一次性完成了一小时的锻炼。根据我的经验，那些通过每日散步、做瑜伽或者进行轻度锻炼来保持自然活力的人更能获得最佳状态，从容地应对年龄的增长，其寿命也更长。

如果你在跟踪记录自己的日常活动量，那么你需要记录早餐前的活动以及白天起身活动的次数。一直坐在桌前会使你昏昏欲睡。上午十点以及下午四点左右，你可能会感到注意力不集中、精力下降。这时许多人会冲向咖啡壶或自动售货机补充能量。但身体需要的是活动，因此你会感到困倦和身体疼痛。你可以把这些情绪冲动看作叫醒服务，而它们也的确是。你可以爬一爬楼梯、在街区散散步或者在桌前简单活动一下，你的身体需要进行深呼吸。记住，普拉那可以构建能量，让你能够活动身体、进行深呼吸，这正是身体在白天所渴望的事情。

多做有氧运动还是好的，对吗

如果你认为锻炼只能靠跑步机上的时间来衡量，那么你可能会问：为了获得更好的运动效果，是不是应该尽量多运动？对此，研究人员也很好奇。因为如果运动对身体有益，那么多运动应该益处更多。事实上，很多人都认为，如果想减肥，每天应进行一小时有氧锻炼。但近期的一项研究对此提出了质疑，该研究的对象是超重人群，而非不锻炼的健康人群。其中一组被试每天锻炼三十分钟，其锻炼强度足以使他们出汗。另一组被试则每天进行一小时的高强度锻炼。最终，两组被试的体重都下降了，但锻炼时间较短的人比在跑步机上锻炼整整一小时的人减重更多。对于这一结果，研究人员也无法做出合理解释。他们原以为更剧烈的锻炼好处更多，尽管他们清楚地知道那不可能带来双倍好处。相反，他们发现，运动强度和运动时间加倍后，运动效果反而略差。他们怀疑，或许剧烈运动者白天吃得更多，因为他们在运动中消耗了太多热量。这是有可能的。但我知道，刚开始参加锻炼的人通常目标明确，他们把自己逼得太紧，其锻炼强度常常会超过运动可以使人增强活力的点，反而会锻炼到筋疲力尽、昏昏欲睡。这样一来，他们非但无法使身体各系统进行交流，反而会使身体系统陷入危机。而且，之后他们的身体还需要花费几小时来保存能量。如果你从健身房回家时感到筋疲力尽，像打了一场败仗，那么你可能达不到理想的锻炼目标。

重要的是，要坚持每天进行短时间的密集运动，这样才能取得最佳的锻炼效果，而且其运动量往往比你想象中的少。如果你增加了白天的活动量，那么三十分钟的锻炼可能就足够了。大多数人的运动计划都容易走极端。当你决定要保持体形时，你毅然地走进健身房努力锻炼；当你逐渐发现锻炼时间可能会和其他日程冲突时，你有时就不去锻炼了。最终，你彻底忘了要去健身房。几周或几个月后，你又开始重复这一过程。无数健身房会员都会半途而废。事实上，健身房老板就是靠着每年一月份签下的无数新会员赚钱的，他们知道这些人会来锻炼几周或几个月，之后就再也不会来了。

大多数的健身方案都会引导人们每周进行2.5~4小时的锻炼，也就是平均每天进行20~25分钟的锻炼。为了完成目标，有些人会在周末集中锻炼。在一周的其他时间内，他们还是天天坐着。到了周末，他们不仅会参加多个健身课程，还要跑步或远距离骑行。之后，他们会质疑为什么锻炼无法改变他们的能量水平或腰围。这是因为马拉松式的锻炼不仅不能弥补平时落下的锻炼，反而会使身体过度损伤和疲惫不堪。

对于大多数人来说，开始锻炼并坚持下来是件很困难的事。这里的诀窍是，即使运动量比以前少，也要每天都做一些运动。如果你已经很多年没有锻炼了，可以每天早上快步走，哪怕只有10~15分钟。你也可以在午饭和晚饭后散步，每天运动30~45分钟。只要坚持这样做，你就能在清晨打开自己的身体系统，进行深呼吸，使头脑清醒。我的一些患者会通过早晨做瑜伽来开启新的运动计划，其道理就在于此。我的妻子喜欢早晨到海边散步。她尝试过每天去健身房，但运动后总感觉筋疲力尽。她最需要的是每天在美丽的环境中散步，这能让她白天充满活力、注意力更集中。

开启新的运动计划时，你可以从每天早晨进行力所能及的活动开始，并将其归为锻炼。慢慢地，你可以增加锻炼强度，从高强度运动中获得更多好处。你可以在伸展运动中加入一些静力训练。你也可以稍微慢跑一下，或者在周末参加自己喜欢的健身班，但不要认为这是在弥补错过的锻炼时间。关键在于坚持，每天都要做一点运动。轻松的家务或园艺都是运动。我曾建议一对夫妇每天晚饭后不要看电视，而是去散步。很快，这成了他们一天中最喜欢的时间，因为他们可以重新与身体、与彼此建立联系。

如何腾出时间进行晨间锻炼

我几乎每天都会听到这个问题。人们总有各种无法早起锻炼的理由：要送孩子们上学；上班路途太遥远；宝宝们还在睡觉；一年的大部分时间里清晨都很冷或都在下雨；换上运动装备后再开车去健身房太麻烦了，等等。大部分人认为去健身房或上健身班要花好几个小时：换衣服，开车前往健身房，锻炼，之后再开车返回，再换衣服。但要记住，锻炼的方式不止这一种。方便的时候，你可以早上快步走，或者其他时候进行一些短时间的剧烈运动，比如跳绳或在家里做一些静力训练，这些都对身体有好处。一开始你可能需要多尝试，但这对健康很有好处，尤其是对身体的中央时钟而言。你可以买一些锻炼器材，比如能够放在房间角落里的划船器或健身车，每天早上锻炼二十分钟，你甚至可以穿着睡衣锻炼。我的患者说，比起咖啡，这些锻炼能更有效地唤醒他们的身体。

如果你有多种健康问题，比如体重增加、失眠、精神不振、食欲不良，就需要每天锻炼。除了坚持日常锻炼外，没有什么方法能更快地激活我们的身体。每天锻炼会改变你的生活。有些人说，冥想是进行压力管理和做出健康选择的关键。我同意这种说法。但是，如果你超重二十斤，那么早上坐着冥想的话，二十分钟后你就会昏昏欲睡了（这也是为什么拜日式瑜伽或深呼吸通常被认为是冥想的前奏，因为这样你可以在大脑清醒之前先唤醒身体）。人们说饮食选择是减肥的关键。我也同意这种说法。但是，如果你感到身体迟钝且沉重，那么要想保证三餐都能选择健康的食物，你将需要巨大的能量。而锻炼可以快速地协调我们的睡眠和清醒周期，帮助你恢复能量、提升心情、打开身体通道，让你在白天做出更好的食物选择。如果起床后先锻炼，你还能进行更深层次、更有意义的冥想。

衰老与锻炼

随着年龄的增长，身体对运动的反应也会发生变化。但这并不意味着到了五六十岁，你就应该停止运动。恰恰相反，中年以后，人体的自然昼夜节律开始变弱，这时你需要通过锻炼来刺激昼夜节律。

随着年龄的增长，你要关注身体的炎症水平。身体长期疼痛可能是出现炎症的迹象。当那些平时就比较活跃的人找到我说他们有关节炎时，我会首先询问他们的运动状况。如果他们平时不做任何运动，那么他们身体的疼痛就与年龄有关。如果他们正在进行过量的剧烈运动，那么他们身体的疼痛就可能与炎症有关。这是一种微妙的平衡关系，因此我强烈建议你关注锻炼前后的身体感觉，即使你很享受锻炼的过程。

几年前，一位女士来找我，她说因为膝盖疼她用过很多非处方止痛药。她是一名终身网球运动员，六十四岁依然经常参加比赛。她每周会训练两次并进行一场比赛，这很令人惊讶。不幸的是，因为膝盖疼，她开始在比赛前后定期服用布洛芬。她的膝盖之所以会疼，是因为她身体的炎症集中到了膝盖上。虽然她只感觉膝盖疼，但事实上，她全身都有炎症。

　　非处方止痛药会对消化系统和肝脏造成很大的负担，从而引起消化不良和胃灼热，而且非处方止痛药并不能治愈你的炎症。如果你在运动时感到身体疼痛，你需要暂时停止剧烈运动，在身体恢复期间做一些低强度的锻炼。你可能需要几天时间才能从剧烈运动或比赛中恢复过来。你也需要冲个凉水澡来降低体温，因为运动后的余热也会引发身体炎症。你可以正常洗澡，最后用凉水冲几分钟即可。

　　如果你有任何关节疼痛的症状，你还应该反思一下自己的饮食。饮食健康与否也是炎症的一个重要标志。要想清除体内的热量，你就要少吃浓酱和辛辣的食物，同时减少钠的摄入量。饮食清淡、多吃瘦肉蛋白和蔬菜，并配以少量的全麦食物，能够帮你由内到外地清除毒素，给身体降温。如果有比赛，你要在比赛前后吃得格外清淡。对任何运动员来说都是这样，并非只适用于年过六十的人，因为我们的身体在达到极限前后需要清洁的燃料。就这样，久而久之，这位患者逐渐减少了止痛药的服用量，并且仍旧能够享受高水平的比赛。我认为她完美地诠释了什么是优雅地变老，同时还能做自己喜欢的事。

《吠陀经》里有一个古老的传说。有一位体重增加了很多的国王，他因为吃了太多的好东西，总是昏昏欲睡，无力治理国家。他整日无精打采，也无法集中精神。于是，他找了一位私人阿育吠陀医学医生为他诊断并治疗。检查过后，这位医生让国王摘下王冠，离开皇宫。他要求国王前往一个偏远的村落，让他像普通村民一样生活，无论饮食还是劳作，都要与村民一样。医生告诉国王："在那里生活三个月后，你就能回来当国王了。"难以置信的是，国王竟然同意了。三个月内，他不仅每天粗茶淡饭，还要挖井，等到回来的时候，他已经恢复了活力，而且体格健壮。这种倒霉的休假或许也使国王开始反思自己原来的习惯。

我并不是让大家都住进棚屋，然后每天挖井。但我的确经常告诉人们，如果能改变作息，将身体的需求放在第一位，那么你就能改变生活。运动就是身体的一种基本需求。没有运动，就没有健康的身体，因为运动可以连接大脑和心脏，维持新陈代谢。事实上，现代人的生活与那位古代国王的生活非常相似——吃太多好东西，天天在宫殿里躺着不动。在下一章中，我将告诉你如何找到最适合自己身体类型的运动。学会之后，你就能按身体的自然需求起床活动了。

Change Your Schedule,
Change Your Life

第九章

适合自己的运动

○　○　◑　●

提到锻炼，人们通常会想到锻炼肌肉或者减肥。所以，很多人会在跑步机上或者在健身房里计时锻炼，好像是在惩罚自己的不良饮食行为。锻炼的作用不止如此。如果锻炼时间适宜，它还可以帮助你充分呼吸、锻炼肌肉、燃烧脂肪。但如果对你的身体来说，你的运动强度过高，那么你可能会运动过度，从而导致身体出现炎症或受伤。

我的患者中有一位银行家，她长时间待在办公室，白天有很多会议，根本没有时间锻炼。第一次见面的时候，她告诉我，她不喜欢运动，但是她会强迫自己在周末进行长时间的锻炼，因为她想保持健康，减轻体重。我不得不告诉她，这是对运动的误解，仅仅通过运动是不可能减肥的。事实上，夜间睡得好可能比在健身房锻炼会消耗更多的能量。她很震惊。"那么我可以不用锻炼了？"她问。可惜的是，答案是不可以。

我们每天都需要锻炼，但是我们每个人需要的运动量或锻炼强度各不相同。此外，有些人适合参加集体课程，在那里他们可以进行社交，以使自己集中注意力。有些人则需要通过独自散步或跑步来清醒头脑。还有少数人适合竞争性或高强度的锻炼。没有哪一种运动是最好的，问题是你需要哪一种运动。只有了解了自己的身体类型以及身心对运动的反应，你才能选择出适合自己的健身计划。

下面的小测试可以帮你了解身体对运动的反应。我们需要从你的亲身经历中总结你对运动的自然反应。请回答下列问题，选择最适合自己的描述：

1.十几岁时，你的运动量怎么样?

A.我参加舞蹈班，但不是正式训练。我还忙于其他事情。

B.我喜欢团队运动，总是在外面参加各种运动。

C.我在运动方面不太活跃。我喜欢社交，读书或逛街。

2.如果你小时候参加过有组织的活动（踢罐子也算），你最喜欢的是什么?

A.每个游戏都不一样，都很有趣。我喜欢在玩游戏的时候聊天。

B.我喜欢胜利的感觉，也喜欢努力赢得游戏。

C.我喜欢在游戏中社交，与游戏中的人闲聊，之后还能吃到各种零食。

3.你每周的运动时间有多长？

A.每周都不一样，取决于我有多少动力。

B.我喜欢坚持规律的运动，每周至少运动三次。

C.我不太喜欢运动。

4.为什么你不能定期去健身房？

A.健身房很无聊，我总是没有心情去健身房。

B.我会进行其他更剧烈的运动，比如远距离骑行、跑步或比赛。

C.我在健身房会感到难为情，因为我不喜欢自己的身材。

5.去健身房时，最令你紧张的事情是什么？

A.我运动时得听音乐、看点东西或者跟别人聊天，不然我提不起兴趣。

B.我想用的机器被别人抢占了。我不喜欢被迫放慢运动节奏。

C.周围的人都很在乎自己的健康和身体状态。

6.之前是什么阻碍了你进行锻炼?

A.当锻炼变得枯燥时,我会暂停几天。

B.工作的最后期限是唯一能阻碍我运动的事情。

C.如果出现了其他更能吸引我的事情,我就不想去健身房了。

7.你如何记录自己的运动进度?

A.我不喜欢记录锻炼次数或公里数,但我会计算运动的天数或一周上了几节课。

B.我需要记录自己的运动进度。我在笔记本上记录锻炼次数、公里数等。我喜欢超越自己。

C.我不喜欢记录运动进度。那样做有点像强迫症。

8.你在参加健身班时感觉如何?

A.参加课程比自己制订健身计划简单。我不介意按别人的要求锻炼,而且我知道什么时候该结束。

B.我不喜欢按别人的要求运动。班里每个人都做相同的运动,这没有意义。

C.我不参加集体健身班,因为我不想和别人比较。

9.你在进行剧烈运动时是否遇到过困难?

A.是。剧烈运动很好,但我受伤了。之后的几个月我都没有锻炼。

B.否。运动越剧烈越好,轻松的运动没有效果。

C.是。运动节奏太快,我跟不上。

10.进行更为剧烈的锻炼后,你感觉如何?

A.筋疲力尽,大汗淋漓,想要睡觉。

B.心情变好,不再愤怒、沮丧。

C.感觉身体变得更轻盈,注意力也更集中。

11.日常生活中的什么事情使你不能定时锻炼?

A.日程安排得太紧了,所以会将锻炼踢出任务清单。

B.运动始终是我的首要任务。我宁愿不吃午餐也要运动。

C.我有时间,但不想锻炼。

12.如果有几天不能锻炼,你会感觉如何?

A.没什么太大的不同,但会使后面的锻炼变得更容易。

B.失望,害怕自己的健康水平会下降。

C.身体变得沉重、迟钝,尤其是早上,我会感觉身体是臃肿的。

13. 如果错过了正常的锻炼时间，你会怎么做？

A. 往后推迟，等有空的时候再锻炼。如果一天结束时也没找到合适的运动时间，那我就会直接跳过这天的运动。

B. 不管多晚都要锻炼，所以有时我会在晚上去健身房。

C. 如果不想锻炼就不锻炼了，也不会往后推。

14. 你认为运动是减肥的主要方式吗？

A. 是的，但我不需要减太多。

B. 是的，我知道，如果我去健身房的话，我就可以吃更多美食了。

C. 不是，但我知道，如果想减肥，就应该多锻炼。

15. 最佳的锻炼方式应该能使你：

A. 感到精力充沛，而非筋疲力尽。

B. 出汗并且觉得有难度，这样我就知道自己在进步。

C. 由不情愿变为感到有成就感。

16. 开始新的运动计划时，你最担心的是：

A. 锻炼后身体是否会很痛，甚至受伤？

B. 运动是否剧烈，能否有效果？

C. 我是否有足够的动力坚持下来？

17.你会如何描述自己的体形?

  A.天生矮小、苗条,手腕和脚踝处的骨头都较小。

  B.骨骼强健,肌肉发达。

  C.身材魁梧,骨骼结实。

18.人们称赞你有一些令人钦佩的品质,说你:

  A.有创造力、感觉敏锐。

  B.高度专注、脚踏实地。

  C.处变不惊、善于倾听。

19.有时会有人批评你,尽管那不一定公正,但他们会说你:

  A.常常半途而废。

  B.心胸狭窄。

  C.犹豫不决。

  总计:A:＿＿＿ B:＿＿＿ C＿＿＿

结果分析:如果你的答案中A最多,那么你属于善变型运动者。如果B最多,那么你是强健型运动者。答案中C最多的人是柔和型运动者。

善变型运动者

如果你的答案中A最多，那么你是典型的善变型运动者：你想要健身，但总会受到其他事情的干扰。阿育吠陀医学将这种身体类型称为"瓦塔型"。瓦塔代表空气。这说明你像空气一样飘忽不定，总是在不断变化，野心勃勃地尝试不同的计划，甚至会产生互相矛盾的想法或冲动。事实上，你总是坐立不安、喋喋不休，不停地从这个任务转向另一个任务，从而消耗了大量能量。你会给自己安排很多的任务，然后依靠天生的创造力和敏锐的直觉同时进行多种任务。因此，你可能会在工作间隙进行锻炼。几周或几个月内，你可能会找到一种适合自己的锻炼方式，但这也可能只是一时的狂热，之后你开始感到厌倦或者感觉身体受伤了，然后就会停止锻炼。

年轻时，你可能觉得心情低落时跳舞是一个很好的选择，因为你能参加舞蹈班，学一些有活力又有创造力的东西。二三十岁时，你可能觉得公路赛练习很有意思，因为比赛有既定的目标。如果在健身房遇到你，那么我会看到你一边听音乐一边看书，同时还偶尔看看一排排的电视屏幕。你在跑步机上会感到无聊，会找各种事情做，或者会不停地称体重。无聊是你运动时最大的敌人，你需要能够让大脑和身体同时得到锻炼的运动。

由于你的能量水平不稳定，因此有时锻炼对你而言会是一种折磨。你的能量就像风一样，会突然上升，之后又毫无预警地下降。进行剧烈运动后，善变型运动者会发现自己严重脱水且精神萎靡。其他类型的运动者可以通过剧烈的运动来注入能量，你则会感觉筋疲力尽，需要至少一个半小时才能重新恢复体力，专注于其他事情。因此，善变型运动者有时会觉得锻炼是在浪费时间。如果你锻炼过度，你的身体不仅需要在之后付出代价，还有可能会受伤。如果你过去经常受伤，可能就是运动过度了。你的关节是干性的，比较脆弱，容易发炎或出现疼痛，如果你的饮食中没有足够的健康油脂，情况就会更严重。

　　好消息是，这种身体类型的人不需要通过剧烈运动来保持健康。你只需进行适量运动，让自己深呼吸、提升心率，同时让身体活动起来就可以了。如果其聘请的健身教练太严格，那么这种身体类型的人可能会比较痛苦。许多健身方案都是为某种特定身体类型的人设计的，这类人通常喜欢努力拼搏和流汗。这些方案对某种身体类型的人很有用，但并不适合你。

　　我建议善变型运动者应该做到以下几点：

　　身心同时运动。你需要能让头脑和身体都参与其中的运动，比如参加健身班，随着音乐或指令运动。瑜伽也是一个很好的选择，因为它可以让你平静思绪，加深身心联系。相比之下，在跑步机上阅读或看电视就不是一种好的做法，因为你会忽略身体在运动中的感受，从而更容易受伤或感到疲惫。因此，你要制订一个强度较低、类型多样的运动计划。你可以这几天散散步或做些静力训练，过几天参加瑜伽或舞蹈班，然后再休息几天。运动类型多样化是激励你锻炼的关键。

早起运动。我虽然要求每个人都要在早餐前运动，但是原因各异。瓦塔型的人需要精心安排每一天。你需要制订计划表才能实现目标。善变型运动者容易推迟运动时间，如果你能把运动时间提前，你就会更重视运动。请找出一些你每天都能做的运动类型，然后每天坚持。你早上可能比较容易惊醒，但事实上，这是因为你的大脑中有一堆矛盾的目标。晨间锻炼是一种冥想，通过深呼吸和轻微出汗，你就能让大脑与身体保持协调。运动过后，你在工作时会更专注。

少即是多。在一个能让自己放松的地方进行一些能加强灵活性的基础练习，比如瑜伽、普拉提、太极、散步、远足或骑行，不用在乎出汗量或者拉伸程度。进行有氧运动时，一定要在锻炼过程中以及锻炼后进行自我检查，问问自己感觉如何。理想情况下，你应该感到精力充沛、内心平静。如果感到头晕目眩、筋疲力尽或肌肉抽搐，那么你可能运动过量了。这种身体类型的人适合间歇式运动，因为他们在休息一段时间后会拥有短时的高强度爆发力。他们不喜欢在运动时长时间大口喘息或痛苦挣扎，如果你喜欢这样做，就说明你在强迫自己的身体进入高压模式，这样是达不到应有的运动效果的。

认真热身。其他类型的运动者经过少量热身后即可进行剧烈运动，但你不可以。你需要仔细拉伸，同时花时间进行深呼吸，才能让身体放松下来，开始运动。特别是在冬季，由于善变型运动者畏寒，血液循环不良导致他们手脚冰凉，因此运动前一定要进行大量的拉伸，以及至少5~10分钟的散步或慢跑，这样才能促进血液循环，使肺部正常工作。

全天补充水分。善变型运动者特别容易脱水，部分是因为你一整天都在东奔西跑。过于投入某项活动时，你还可能废寝忘食。运动前后脱水是很危险的，因此你要在运动前后以及运动过程中及时补充水分。你可能还需要吃点坚果来补充饮食中的自然油脂，特别是年过四十以后。它不会使你体重增加，反而会使你的关节变得灵活，使你的皮肤容光焕发。我曾与许多善变型运动者共事，他们不明白为什么自己总是缺乏精力，但查看过他们高强度的运动计划和无脂饮食后，我立刻就找到了问题所在。如果增加运动强度后你感到疲惫，那么最后可能的原因就是身体脱水了。

运动损伤

了解自己的身体类型有助于避免在运动时受伤。不同类型的身体对运动的反应也不同。

瓦塔型：你天生骨架瘦小，肌肉纤细，韧带容易干燥。运动有助于你锻炼肌肉、强健骨骼，但过度的剧烈运动则会导致骨折。如果你的膝盖、脚踝或肩膀在活动时发出咯吱咯吱的声音，说明你已经运动过度了。高级高温瑜伽或交叉健身会使你疲惫不堪，身体素质也会下降。你不喜欢任何带有竞争性质或压力过大的健身课程或项目，因为你容易拉伤肌肉和韧带。那些针对极限运动员的DVD视频课程都不适合你。有的健身教练会要求你强忍疼痛，或者告诉你在运动中只有感到轻微疼痛才说明运动是有效的。不要听从他们的建议，因为他们不了解你的身体类型或健身目标。年过四十以后，你更需要温和、用心的运动。

皮塔型：你的骨骼强健、肌肉发达，你有很强的竞争力。你需要剧烈运动，因为你能从中平衡情绪。你的问题是，身体过热容易引起组织和关节发炎。为了完成运动计划或比赛，你经常忍痛进行，这可能会使你的身体受伤。如果你在运动中没有与身体建立联系，那么可能直到运动结束，你才会知道自己受伤了。运动后，你会发现，一些似乎与运动无关的部位在隐隐作痛，比如后背。如果经常服用非处方消炎药，那么你应该知道自己是运动过度了，并且没有在运动中充分给身体降温。剧烈运动之后，你可以照常淋浴，但最后几分钟要用冷水冲洗。这样能够减轻你全身的炎症，使身体在下次运动之前加速恢复。随着年龄的增长，情况更是如此，你会逐渐放弃对剧烈运动的喜爱，而慢慢喜欢上更温和的运动。你可能会多休息几天，同时增加适度锻炼的天数、降低运动强度。

卡帕型：你可能到了一定年纪才会开始进行剧烈运动，但这很适合你，你也有足够的毅力完成几乎任何目标。你骨骼强健、肌肉发达，能够处理繁重的工作。运动出汗可以帮你清除体内毒素、清醒头脑。但如果你在运动时偷工减料，那么麻烦就会随之而来。如果你在进行举重、高温瑜伽或尊巴练习时动作不到位，就会引起大麻烦。如果你举重时增加过多重量，你就是在伤害自己的关节。当你快速移动时，你的身体会释放大量动能从而撕裂肌肉。卡帕型的人如果锻炼动作不标准，会更容易受伤。在开始新的运动计划时，你要格外小心，进行举重锻炼或在跑步机上运动时也要循序渐进。一旦你在运动中感到剧烈疼痛或阵痛，就要停下来检查自己的运动姿势。举重时，即使减少重量也要保证动作标准。你肯定也不想突然受伤、打乱运动进度吧？

强健型运动者

如果你的答案中B最多，那么你就是强健型运动者，这意味着你的座右铭可能是"没有付出，就没有收获"。这没什么大问题，因为大多数时候，这对你都很有用。你可能大部分时间都把运动放在首位，没有什么活动能像每天去健身房举重或做有氧运动一样能使你保持身材、清醒头脑。又或许你沉迷于交叉训练或某种DVD教程，相信它们能帮你伸展肌肉，为比赛做准备。阿育吠陀医学将这类人称为"皮塔型"。"皮塔"表示火。这说明你在运动中渴望强度、热力和显著的进步。如果不去健身房，你会选择骑行、打网球或者游泳。运动中最美好的事情莫过于知道自己每天都在变得更加强健、更加有力。如果在健身房，我会从你的运动强度上认出你。每次锻炼，你都会提升自己的力量和能力，不论是通过增加举重重量，还是在笔记本上记录自己的进度。就像你会在生活中保持规律作息一样，按时锻炼对你而言并非难事。即使是假期，你也会尽可能地坚持每天运动。

你一直都很活跃。小时候，你会参加各种球类活动，你可能觉得投篮或参加选拔赛是最佳的放松方式。十几岁时，你可能加入了很多体育团队，并且十分享受超越身体极限带来的乐趣。二三十岁时，你可能已经尝试过各种健身活动了，并且总是在寻找有助于增强体力和耐力的活动。强健型运动者通常胃口很大，因为他们性子急，消化火也一样旺盛，因此你可能会觉得运动有助于平衡你对食物的喜爱。

大多数强健型运动者都可以通过运动减重。力量训练可以帮助他们锻炼肌肉、燃烧脂肪，防止不稳定的饮食造成脂肪堆积。中年以前，他们强壮的身体和同样强大的新陈代谢有助于其减肥。从这一点来看，许多强健型运动者会发现，他们的新陈代谢发生了变化，身体肌肉的增长速度不再像之前那样快。如果他们不幸因过度剧烈运动而受伤，那么他们会发现自己的体重迅速增加，并且找不到其他减肥方法。我强烈建议这种身体类型的人在四十岁之前控制饮食，保持苗条的身材，优雅地变老。

如果你属于这种身体类型，那么锻炼时你要记得以下几点：

充分利用你对竞争性运动和高强度运动的热爱。由于你体格壮硕、肌肉丰满，因此你需要更剧烈的运动才能保持肌肉的强健，释放体内被压抑的能量。你天生充满动力，喜欢挑战，因此有难度的锻炼计划有助于你调整情绪，减少挫败感和无法控制生活的无力感。你可以尝试有竞争性的运动，比如篮球、壁球或武术。任何需要记录进度的运动都能使你保持动力，比如交叉训练或远距离骑行。你很擅长冬季运动，因为你的身体不会受到寒冷天气的影响。如果高尔夫使你感到有压力，那就不要打了。练习极限自行车、极限滑雪或单板滑雪等危险运动时也要小心，因为它们也会对身体造成伤害。

不要在午餐时运动。你经常会把日程安排得很紧，这意味着你会在晚上或中午牺牲吃饭时间锻炼。在午间锻炼会使消化道供血不足，从而使你在吃饭的时候出现消化不良。这类身体类型的人在就餐时间会比其他身体类型的人分泌更多的胃酸，因此，如果你在就餐时间没有吃东西，胃酸就会仍旧留在胃里，被重新吸收，从而产生更多的热量，引发身体炎症。晨间锻炼可以使你在一天开始时调整好情绪，让你平静而专注地度过一天。

记录运动进度。如果你在休息了一段时间后重新开始锻炼，那么最好使用电子表格、工作簿或小笔记本记录自己在跑步机上的时间、去健身房的次数或者跑步的里程数。你也可以根据个人喜好，记录自己的饮食。你是一个注重细节的人，比起其他身体类型的人，你更喜欢有规律的作息。用笔记下自己的运动进度，能帮助你在运动中保持专注、增强活力。

保持凉爽。你体内天生有火，体温较高。你锻炼时会出很多汗，这没什么，但要注意切勿让体温过高。高温会引发炎症，使你更易受伤，因此运动时一定要及时补充水分，剧烈运动后洗个凉水澡对你也有帮助。身体类型属火的人会把自己弄得很紧张。你会在竞争中把自己逼得很紧，这样就会受伤。有时，你会尝试举起过重的器材，或者强迫身体进行超负荷锻炼。这时，你要使身心冷静下来，并在锻炼时调整自己的思绪，使之与身体保持一致。在锻炼的过程中，不时地问问自己感觉如何。对这种身体类型的人而言，游泳是一项理想的运动，特别是当你总是因锻炼而受伤时，因为它能保持身体的凉爽，减轻关节的压力。

检查恢复期。剧烈运动后，要关注自己的身体感受。在运动过后的最初几分钟内，你可能想放松一下，检查下自己的身体。随着年龄增长，这段放松时间会变得更加重要。五十岁以后，你要把锻炼分开进行，以防运动过度。如果你每天都在服用止痛药，这意味着你的运动日程太频繁或运动强度太剧烈，运动过后没有使身体充分降温、放松。

尝试一些轻松的运动。每当我建议这种身体类型的人参加瑜伽班时，他们通常会拒绝。他们认为瑜伽姿势或舒缓的运动没有用处，参加瑜伽课就是浪费时间。我知道这类人热爱流汗、喜欢奋斗，也很理解他们，但我们的身体也需要平衡。你需要剧烈的运动，也需要轻松的运动，它们能帮助你建立身与心的联系。你可以每周抽几天在沙滩上或丛林间散散步，也可以参加瑜伽或太极课程。

柔和型运动者

如果你的答案中C最多，你可能很难获得足够的健康运动。你可能有时会去健身房，但它从来不是首选。阿育吠陀医学将这种身体类型称为"卡帕型"，也称水型。你性格懒散，很少会沉迷于健身或竞争性活动。这是件好事，但你确实需要运动，否则身体就会吸收多余的水分，使你感到慵懒、迟钝。在所有的身体类型中，你对运动的反应最佳，因为你甚少会因运动而受伤，也从不会感到疲倦。剧烈运动会使你充满活力、焕发健康光彩。

许多柔和型运动者都认为自己超重，这可能说明了一些问题。这种身体类型的人年幼时骨骼和身体组织发育较快。十几岁和二十几岁后，你可能很难减肥，而且不管你吃什么，都有增重的趋势。年少时，你可能不太喜欢运动，对社交或阅读更感兴趣。成年后，即使你开始关注自己的身体，你可能也不会去健身房或参加健身班。在以瘦为美的文化氛围中，如果你比较胖，你就会觉得很不舒服。如果发现身材走样了，在开始锻炼时你可能也会感到害怕。你可能会尝试户外散步或在跑步机上锻炼，这样不仅不用担心自己无法融入健身房，还能感受到运动对增强身体力量、提高思维活跃度的好处。

在选择最佳运动方案时，你可以遵循以下原则：

早起运动。 运动能赋予你活力，特别是晨间运动。如果起床后的最初几小时内你很难进入状态、保持专注，就可以通过运动来改变。运动会使你感觉更轻盈、更愉悦。你需要开启能量储存，让大脑开始工作。你还需要做些能够让你进行深呼吸的活动，让肺部开始工作。我的有些患者说，早上运动比喝咖啡更有效，因为运动能使他们感觉更专注、更有活力。

进行耐力锻炼。 这种类型的运动者耐力最强，因为他们骨骼健壮、肌肉发达。你可以不停地运动，而不用太过担心会受伤或感到疲惫。这意味着你擅长快走、远足、划船、长跑或骑行等需要稳定、持续能量的运动。即使从散步开始，你也可以逐渐增加散步的里程，然后跑、走结合。最后，你可以增加举重训练或参加更高强度的课程，比如动感单车或有氧操。一旦克服懒惰，在健身课上你就会比其他人运动得更努力，坚持的

时间也更长。

....

一定要出汗。这种身体类型的人体内容易储存水分，因此早晨你可能会感觉身体臃肿、鼻充血或浑身无力。你需要通过运动流汗，以排出这些水分。有时候，我会建议这种身体类型的人早起后在跑步机上运动二十分钟，之后蒸个桑拿。在运动中你会出汗，蒸桑拿的时候你也会一直流汗，这有助于排出体内的多余水分。如果你已经许多年没有锻炼了，可以先进行半小时的健步走，但开始锻炼后要逐渐提高运动强度，这样才能保证每次运动都出汗。

....

动作到位。如果你是运动新手，每天散散步就足够了。这点运动量也能够让你深呼吸，出一身汗。一段时间之后，你要逐渐增加运动量，但要始终保证动作到位。超重患者不要急于做一些有难度的运动，也不要尝试举起过重的器材，因为这会扭伤关节。高温瑜伽对你有益，但心急吃不了热豆腐。交叉训练也很适合你，但一定要先将每项运动学习到位再尝试。最好是用心督促自己，这样才不会受伤。

....

与身体建立联系。运动前后关注自己的身体感受很重要。许多这种身体类型的人已经忘记在进行剧烈运动时自己的感觉有多好了，也不记得自己的身体是多么轻盈、头脑是多么清晰了。如果你花时间留意运动给身体带来的愉悦，你会更容易坚持下去。

吃饭与睡觉是为了生存，运动则是一种习惯。要维持身体的活力，就必须每天运动。既然你已经了解了身体独特的运动需求，你就可以通过培养健康的运动习惯来提高食欲和睡眠质量。你可以为自己找一项既能提升能量水平又很有趣的运动，这一点很重要，特别是在当今这个许多人白天在书桌前工作、晚上在沙发上娱乐的时代。

现在，你已经学会了如何进入深度睡眠、如何用心吃饭以及如何通过运动增强身体活力，那么我们接下来要谈谈身体的昼夜节律是如何伴随季节变化的。

第十章

身体与四季

◐　○　◑　●

我们的身体会随昼夜变化，也会随季节变化。一年中，我们的身体对光线和气温的变化会有不同的反应。不论你是否意识到，你的血压和血胆固醇水平都会随季节而变化，身体对食物、运动以及睡眠的需求也是如此。我常常询问患者，在一年的不同时间，他们会如何调整自己的饮食、睡眠习惯或运动计划。通常，他们会说自己没做任何调整，但检测结果显示他们对不同季节的情绪和生理反应明显不同。有的患者说自己喜欢夏天，因为能够出去度假。然而，当我问他们夏天的非假期时间感觉如何时，他们会意识到炎热的天气常使他们感到沮丧。有的患者说冬天更好，因为有寒假，但事实上冬季最寒冷的时候他们会出现鼻充血，而且情绪低落。这些问题很重要，因为你可以通过改变作息来应对不同季节对身体和情绪健康造成的生理问题。

即使注意到冬天越来越冷，或春天白天渐长，你可能也不会根据这些变化调整作息。当人们说他们一年四季每天早晨都喝水果奶昔或吃浆果配酸奶时，我问他们为什么这样做。他们说这就是习惯，水果对人体有益，不是吗？但是，蓝莓属于凉性水果，只适合在夏天食用。它们是大自然在夏天馈赠给我们的礼物，以帮助我们应对炎热的天气，而且夏天我们的身体能更有效地处理果糖。有的人说，他们冬天不运动，因为冬天无法在户外跑步，自己也很难在早上天还没亮的时候就去健身房。然而，冬季正是身体需要通过每日运动来变暖和增强活力的季节。不要在午餐时食用冰冷的三明治或沙拉，因为它们不能使身体变暖、获取营养。随着季节的变化，我们的饮食、运动和睡眠作息也需要做出相应的调整。为了适应变化、及时调整，你必须关注身体在不同季节的感受。

请想一想：冬季最寒冷的时候，周围是厚厚的积雪，你体内的热量一整天都在流失，此时你可能会出现精神涣散、脱水等症状。冬天白天的时间短，可能会影响你的心情以及对运动的热情。你可能需要吃些糖果或其他安慰性食品才能度过一天，也比较容易变胖。春天带走了融雪和雨水，万物开始生长，但你的身体可能仍有一点沉重或慵懒。到了春夏之交，草木茂盛，鸟语花香，人的能量水平也会随心情的变好而上升。夏天，只要不是酷暑时节，你会尽可能地在户外活动。你会感觉自己胃口大开，但体重并没有增加。事实上，这是因为夏季你的饮食更新鲜，身体摄入了更多的膳食纤维。然而，到了酷暑，你会感到慵懒、沮丧。秋季是丰收的时节，秋收过后，气候变干燥，白天变短。这时，随着白天越来越短、天气越来越冷，你可能会变得思维敏捷、目光敏锐，但也可能会随着自然冬眠周期的来临而变得忧郁、懒散。这些线索都能帮你改变饮食和作息。你可能会认为，这些变化是受外界气温的影响，但事实远非如此。

身体与四季

多年来，科研人员一直在研究人体在不同季节的变化。研究发现，冬天人的血压会轻微上升，夏天又会下降。胆固醇水平以及炎症标记物 C- 反应蛋白也是如此。由此不难得出，心脏病、中风等心脏疾病以及 1 型糖尿病的发病率在冬季最高。事实上，冬季死亡率也是最高的，怀孕率也是最高的，直到夏天才会逐渐回落。人们喜欢在秋冬时节摄入大量热量，而即使吃得很多，人们仍然会感到饥饿。到了春天，我们自然会改变这一模式，既不会感到太饿，食量也会变小。

我们的大脑一年四季也都处于变化中。夏天，我们的血清素水平会达到最高值，秋天多巴胺水平开始上升，春季回落。秋冬时节，血清素水平开始下降，可能会导致人们出现季节性情绪失调。除此之外，我们的大脑还会发生其他形式的变化。研究人员利用功能性磁共振成像（MRI）技术发现，大脑的不同部位在一年中不同时间的活跃程度不同，这意味着人的学习、思考以及记忆能力可能也有季节性变化，但具体变化很难测量。

冬天，人体免疫系统的活跃度会降低，特别是抑制炎症的基因。关于基因的季节性变化的研究仍在进行，至今还没有最终结论。近期的一项研究表明，人体内约五分之一的基因会随着季节的变化而变化，有的夏天比较活跃，有的冬天比较活跃。这些变化会影响我们的免疫系统、肥胖细胞以及血液成分。这些变化似乎是由光照周期引起的。这说明下丘脑和视交叉上核中的小束神经可以感受光照，调节身体的昼夜节律。这样看来，我们的身体功能似乎不仅仅与每天的昼夜节律有关，还与季节变化有关。

阿育吠陀医学与季节

上述研究均证明了阿育吠陀医学有关季节变化会影响身体的观点。阿育吠陀医学认为，一年中的三个主要季节——春天代表生长和水分，夏天代表炎热和收获，秋末或冬天代表休眠和干燥——对应三种多沙能量：卡帕、皮塔及瓦塔。季节的自然变化会对身体产生多方面的影响。每个人都有感觉良好的季节，也可能会有感觉糟糕的季节。只要了解了每个季节的能量状况，你就能让身体全年保持平衡、健康的状态。

卡帕季节（冬末至夏初）

卡帕对应的是万物生长、气候潮湿的季节。它从冬至开始活跃，冬春之交时达到最盛，春末结束。卡帕季节是身体成长的准备期，对你而言可能有利也有弊。这时，你应该开始思考通过何种运动来锻炼肌肉、增强力量。此时，你的身体也会本能地排出毒素和脂肪，也就是说，你的体内可能会分泌更多黏液，更容易感冒和出现季节性过敏。要想愉悦地度过卡帕季节，你需要注意以下几点：

睡眠：这一时期天会亮得越来越早，你也应该早点起床。刚进入卡帕季节的时候，你可能还需要天不亮就起床上班，天黑以后才下班回家，但你要尽量接触自然光照。你可以在上班前以及午餐后到户外散散步。自然光照有助于你放松心情，同时还能让身体接收春天的能量。你可能会发现，刚刚进入卡帕季节时自己晚上总是睡得很沉，早上又精力不足、昏昏欲睡。而随着季节的推移，你的睡眠变得越来越浅。这很正常。这时，你只要每天正常接收自然光，再做些运动，就能避免失眠。

运动：新年将至，你该考虑重返健身房锻炼了，但不要仅仅把它当个新年目标。卡帕季节是嗜睡的季节，而运动则是治疗它的绝佳解药。这一时期，你要认真进行晨间锻炼，增强体力，提高灵活度，但不要运动过量！你可以进行一些伸展运动和举重训练，同时做些心血管锻炼。你要利用整个卡帕季节来提高自己的运动水平。这是通过运动减肥塑身的最佳时机。卡帕季节也是构建身体组织的季节。你的肌肉已经准备好提升力量和耐力了。你可能想在每次运动后蒸个桑拿，帮助身体排出多余的水分。但春分之后你就无须蒸桑拿了，因为随着白天渐长，卡帕多沙（能量）会开始减少。

饮食： 冬季时，你的新陈代谢会一直处于休眠状态。你可能已经摄入了大量肉类、高脂食品以及根类蔬菜（诚实的你还会承认自己在假期吃了很多糖果）以抵抗寒冷。尽管一二月份很多地区依旧寒冷、干燥，室内空气也还很干燥，但你的身体已经准备好积聚水分、排除毒素了，它还会停止储存脂肪，因此尽管春天还没到来，也应该开始采用春季饮食了。新年伊始，要减少油腻食品的摄入，多吃春季蔬菜，比如芦笋和豆芽，为气候回暖做准备。此时，你会觉得没有秋季和初冬时那么饿，因此这时比较适合减少食量、控制脂肪的摄入。进入二月后，你要遵循以下饮食原则：

1.多吃带苦味的绿色蔬菜。 不要再吃胡萝卜、土豆、甜菜等根类蔬菜，而要多吃绿色蔬菜，比如菠菜、卷心菜、花椰菜、豆芽、芦笋、洋葱和豌豆。你可以生吃洋葱，也可以用洋葱炒豆芽。

2.多吃瘦肉。要少吃油腻的肉类，因为冬天你已经吃了很多了。这可能会减少蛋白质的摄入，但没关系，你可以从瘦肉、鸡蛋、坚果和豆腐中补充。你也要少吃含油的深海鱼，因为这时饮食中不需要太多的油脂。

3.少吃乳制品。此时，你的身体可能正在储存水分、分泌黏液，所以随着季节的推移，你可能不太想吃乳制品。乳制品会引起季节性感冒和过敏，但热牛奶除外，它有助于你夜间入睡，也可为早上的热咖啡助力。热牛奶极少会引起鼻充血，特别是用肉桂等香料调味时。

4.吃干果。春季水果不多，因此你也不用吃太多水果，也就是说，现在还没到早上吃浆果或水果奶昔的时候。直到卡帕季节快结束的时候，第一批浆果才上市。如果你想吃水果，可以吃少量干果代替。

5.少吃油。卡帕季节烹调时应该减少用油。

6.吃温补香料。这时你的身体会存储水分，因此要减少盐分的摄入，但其他香料都对你有好处。胡椒等辛辣香料可以打开鼻腔，让你流鼻涕，从而排除毒素。

卡帕平衡茶

这种茶有助于身体为春季做准备。此茶中添加了温补香料，可以促进排毒、加快消化、补充能量。它还有助于调节血糖，排出体内多余的水分。新年伊始至六月初你都可以饮用这种茶。

4杯水

1汤匙肉桂或肉桂棒末

1/4茶匙姜黄

1汤匙天然甜味剂（蜂蜜、大米糖浆或龙舌兰）

1茶匙姜粉

在中等大小的锅里加水并烧开，然后加入肉桂和姜黄，最后加入甜味剂和姜粉煮2分钟。滤去茶末后即可饮用。

皮塔季节（夏初至秋中）

皮塔季节气温较高，瓜果飘香。皮塔能量从春分开始活跃，夏初达到最盛，秋收时开始消退。春分后，白天变长，天气变暖，雨水增多，湿度增加，大自然变得生机勃勃，充满活力。植物茁壮生长并结出果实。这时你应该跟随自然的脚步走进户外，同时更积极地向自己的目标前进。你的身体此时最适合运动和吸收阳光，也能更好地适应多样化的饮食。要想充分利用皮塔季节，你就要坚持以下原则：

睡眠：你的大脑在此时最活跃，即使少睡一会儿也仍会感觉神清气爽。但这并不意味着即使熬夜第二天清晨你也会比较容易起床，因此你就可以利用越来越长的白天了。而是意味着白天最长时你可能早上五点或五点半就会清醒，甚至想起床尽情享受清晨的阳光。尽管晚上八点半后天才会完全变黑，但要记得，天一旦变黑，你就要及时放下电子设备。白天最长的时候，你需要及时、明确地提醒自己的身体放松下来，准备睡觉。

运动：皮塔季节是外出的季节。不论你的身体属于哪种类型，你的耐力都会在皮塔季节达到峰值，因此一天的大部分时间你都会感觉在户外更有活力。长时间散步或远足是不错的选择。运动时注意不要让身体过热，天热时一定要多喝水。此外，夏天炎热、潮湿，很容易引发炎症。如果发现自己的身体出现阵痛，那就要重新选择低强度的运动，做几天拉伸训练。

饮食：皮塔季节是吃新鲜水果和蔬菜的旺季。此时，你的身体得到了大量的光照和长时间的活动，不会像秋冬时那样饥肠辘辘。这时，你可以吃沙拉、水果，也可以摄入更多的碳水化合物，最好吃些带有苦味、涩味和甜味的食物。六月底，你在饮食上应该注意：

Change Your Schedule,
Change Your Life

1.吃生的蔬菜。 皮塔季节要吃多种时令蔬菜，生吃或煮熟吃都可以。在当地的食品摊位或农贸市场上出售的蔬菜都应该出现在你的餐盘中。你可以吃豆子和土豆，因为这时身体的消化能力很强，可以消化复杂的天然淀粉。即便如此，你还是要买些本地种植的时令蔬菜，因为这些蔬菜中含有当季的能量。不要吃其他的根类蔬菜，也不要吃红辣椒，特别是天热时，因为它们会使你的皮肤变红、身体出汗。

2.少吃肉。 全面减少蛋白质的摄入。你只可以吃瘦肉，这对你来说并不难，因为当你想让身体变得更轻盈、更有活力时，你可能就没有那么渴望肥肉及高脂肉类了（食用汉堡、热狗等传统野餐食品后，你会感到身体沉重、迟钝，这就是原因所在）。这时是进食烧烤淡水鱼和瘦肉蛋白的绝佳时机。即便如此，你也要适量地食用它们。在皮塔季节，你的身体需要摄入多种天然食物才能保持充足的能量。

3.有节制地摄入乳制品。 如果你不曾出现季节性过敏或夏季感冒，这几个月就可以增加乳制品的摄入量。如果你出现鼻充血，就要放弃乳制品。

4.吃水果保持活力。 皮塔季节是水果的旺季，因此如果你想的话，可以每餐都吃。夏季，你的身体能够更好地处理水果中的天然糖分，同时水果也能帮助身体降温。

5.食用健康的油脂。 尽管你可能不想吃油腻的食物，但也无须在这时减少油脂的摄入，保持与春季相同数量的烹饪用油即可。不管什么季节，你的身体都需要用油脂润滑，健康的油脂有助于点燃消化火。

6.添加香料开胃。这时，你可以使用所有香料，但不宜使用过多芥末、辣椒粉和红辣椒，因为它们会使你的皮肤变红、体温升高，而这个季节应该让身体保持凉爽。

皮塔平衡茶

六月至十月末饮用此茶有助于平衡身体夏季的高温和活动。这些草药能帮助身体降温，在不使体温升高的情况下点燃消化火。它还能减轻炎症，这是皮塔季节迫切需要解决的问题。

4杯水

1汤匙切碎的薄荷叶

1汤匙切碎的留兰薄荷叶

1/8茶匙藏红花

1汤匙天然甜味剂（蜂蜜、大米糖浆或黑糖都可）

在中等大小的锅里加水并烧开，然后加入薄荷及留兰薄荷叶浸泡3分钟。有条件的话可以关火浸泡至冷却。之后加入藏红花和甜味剂，滤去茶末，冷却后呈上，不要加冰。

瓦塔季节（秋末至冬季）

秋分时节，大自然开始休息。树叶落了，草木休眠，动物也开始准备冬眠。天气变得寒冷、干燥，白天越来越短。瓦塔季节气候干燥，是冬眠和反思的季节。瓦塔能量从秋分开始显现，晚秋时达到最盛，仲冬时开始减弱。你可能会注意到此时的自己睡得更沉了，精力也更分散，还不爱社交。

在瓦塔季节，你可能会在黑暗中醒来上班，晚上回到家后发现天已经黑了。即使白天不需要一直开暖气或多穿衣服保暖，你的身体也会变得更容易脱水。脱水会使你更加昏昏欲睡，影响心情和思维。这个季节白天要一直喝水或花草茶，也要开始增加饮食中的油脂含量。记住，皮肤是身体最大的器官，在手脚处涂抹天然油脂可以使身体保持水分。

睡眠：睡觉前一定要提前关掉电子设备。人们喜欢在一年中最寒冷、最黑暗的几个月进行消极的娱乐。这是一个陷阱。天黑后，你应该专注于自我娱乐。你可以选择纸牌游戏或棋盘游戏等更加积极的娱乐活动。人们在这个季节会更难入睡，睡眠时间也更长，因此一定要按时上床，在闹钟响之前得到充足的休息，这尤为重要。在瓦塔季节，早晨天亮得晚，晚上天黑得早。有条件的话，你可以每天至少进行两次户外散步，并且在靠近窗户的地方工作。你需要接收尽可能多的自然光照，这样才能在夜间产生困意，防止季节性忧郁症。

运动： 随着白天越来越短，你可能会不想进行长跑或累人的举重运动。这个季节最适合进行舒缓的运动以及伸展运动。你可以尝试瑜伽、普拉提或其他能保持身体柔韧性的运动。如果你是强健型运动者——皮塔型，也可以继续进行跑步及举重训练，但瓦塔季节并不是一年中增加力量或耐力的最佳时间。

饮食： 想要减肥的人会在瓦塔季节遇到很多麻烦。你可能会比夏天更饿，更容易吃多。假期也不例外。你可以饮用姜汁饮料（126页）抑制自己对食物的渴望，避免吃太多，同时也要避免食用面粉类食品和糖果。此时情绪化进食会对情绪产生剧烈影响，也会造成巨大的危害。如果你注意到自己糖果吃得更多或酗酒更严重了，这可能是季节性忧郁情绪导致的。即使参加聚会也是这样。在参加社交活动之前，一定要健康饮食，减少酗酒，否则只会使冬季抑郁更严重。白天时间最短时，你要在天黑之前吃完晚餐，同时避免吃会使系统脱水的食品，比如爆米花、饼干等烘烤食品及干性零食，也不要吃冷的食物，比如酸奶、早餐冷麦片或生的蔬菜，而要吃温热的食物，特别是早晨。十月底，你的饮食中应该包括：

1. 根类蔬菜。 瓦塔季节有很多适合食用的季节性蔬菜，比如南瓜及根类蔬菜。如果烹饪得当，你也可以吃一些带苦味的蔬菜。这时你应该以汤菜或炖菜为主，因为它们既能暖和身体，又能填饱肚子。

2. 所有肉类。 喜欢吃肉的人可以在瓦塔季节吃肉。肉类含有大量的营养素，可供你的身体全年使用。如果你能从牛肉和鱼肉中摄取更多的能量，自然就会减少精制糖类和面粉的摄入量，但在增加肉类的摄入量时也要适度。饮食仍要以蔬菜为主，肉类只占小部分，但此时摄入更多蛋白质可以减轻饥饿感，防止吃零食。

3. 禁食乳制品。 瓦塔季节天气干燥，要少吃或不吃乳制品，因为干燥的鼻腔遇见黏液会加重季节性感冒。新陈代谢不稳定的人可以摄入少量的乳制品，但是新陈代谢缓慢的人应该完全禁食。

4. 浸泡干果。 天气干燥的月份很少有时令水果可供你选择。你可以吃苹果，特别是煮熟的苹果。但不要买过季的浆果，冬天不适合吃奶昔里的冰冻水果，因为这时你的身体不能很好地处理凉性食物和糖类。如果你非常想吃水果，早晨可以在燕麦里加些干果，但一定要提前浸泡好。

5. 摄入足量的健康油脂。 瓦塔季节是烹饪时用油最多的季节。此时，你的身体需要天然油脂以保持皮肤光泽、润滑关节。

从天然油脂中摄入更多的能量后，你就会减少甜味剂和精制谷物的摄入量。

6.暖性香料。每年这个时候你都会摄入更多的盐分，因为盐能帮助身体储存水分。你也会增加胡椒等香料的使用量，因为它们可以使身体变暖。

瓦塔平衡茶

十月底至二月初你可以饮用此茶。这种热茶有助于在寒冷、干燥的季节使大脑保持清醒，也能使身体保持水分。在瓦塔季节，你的食欲可能非常不稳定，这些草药有助于调节食欲，还能促进健康的肠道运动。

4杯水

1汤匙茴香籽

1汤匙香菜籽

2个小豆蔻豆荚

1汤匙天然甜味剂（可选）

在中等大小的锅里加水并烧开，然后将茴香籽、香菜籽和豆荚轻轻碾碎放入沸水中。煮3分钟后加入甜味剂，再煮2分钟。滤去茶末，趁热呈上。

换季排毒

因为人的身体需要适应光线的季节性变化，因此阿育吠陀医学认为应该养成季节性排毒的习惯，帮助身体释放上一个季节的能量，为下一个季节做准备。阿育吠陀医学将之称为"里图查里亚（ritucharya）"。梵文中"里图（ritu）"表示"季节"，"查里亚（charya）"是"例行工作或日程安排"的意思。正式的多日排毒叫作"潘查卡玛（Panchakarma）"，包括精油推拿、蒸汽排毒、灌肠清洁以及基于健康需求的特定饮食，这些都可在诊所进行。但如果你没有时间做全套，可以尝试在家进行更简单的消化清洁。

你需要在白天时长最短的时候做一次，白天时长最长的时候再做一次，春分、秋分时也各做一次——大概是每年12月、3月、6月以及9月的21日。日期无须特别精确，在此前或此后一周都可以。你可以选择一个周末，或不需要上班、没有太多社交安排的一天进行身体清洁（排毒）。这一天，你只需待在家里好好地犒劳自己，但要提前几小时准备好浴室及备用的东西。

早晨起床后不要吃东西，如果需要咖啡因，你可以喝黑咖啡或茶。

首先，你需要1~2茶匙的蓖麻油，它是一种简便的泻药。你可以单独吃它，如果觉得味道不好，也可以混合一些葡萄汁。中午之前请不要吃任何东西。半小时或一小时后，蓖麻油会开始清理你的结肠，排出你身体中上一季节积累的毒素，以及系统中未被消化的食物。

之后，你应该吃流食，比如清汤、肉汤以及花草茶。傍晚时如果你感觉必须吃点东西，那就吃点水果或清蒸蔬菜等清淡的食物。这一天要让你的消化系统好好地休息，这样它才能在第二天恢复活力，开始工作。如果你在换季时花时间清洁身体，就不容易患上季节性感冒，而且你消化新一季食物的能力也会显著提高。在清洁身体几周后，你会注意到自己不仅更有活力了，而且更有能力做出正确的食物选择。

身体感觉如何

了解了自己的身体类型后，当季节与你的多沙（能量）类型一致时，你要注意身体的反应。人们常常误认为当身体的多沙类型与季节的多沙类型一致时，身体的表现自然最佳，但事实恰恰相反。当二者一致时，你的身体最有可能出现紊乱。比如，卡帕类型的人在卡帕季节（春天）需要注意季节性饮食和作息，以抵消该季节对身体的影响。在有些地方，与你身体的多沙类型一致的季节时间会特别长，如果生活在这种地方，那么你会不断地出现健康问题，并且难以治愈。

最近我遇见了一位住在爱达荷州的女士。那里冬天很长，春季寒冷而潮湿，且长达数月。她来找我是因为患有鼻窦炎。一年的大部分时间她都会出现鼻充血，柜子里塞满了鼻血管收缩药和喷雾，之前的两位医生都建议她进行手术。她患病已有十年，恰好与她搬到爱达荷州的时间相同。每年她都会前往亚利桑那州看望姐姐。我问她在那里时感觉如何，她说她发现自己在亚利桑那州的半个月没有任何症状，也不会出现鼻充血。因此，我自然会问她能不能搬到亚利桑那州。她笑了，然后告诉我这个解决方案的成本太高了。但她还是告诉丈夫，她想在姐姐那边住两个月，想看看换个环境，在似乎更适合自己身体的气候中生活感觉如何。她经营着一家小型网店，因此换个地方并不会影响她的工作。两个月后，她彻底治好了鼻充血和鼻窦炎，还瘦了18磅。

这怎么可能呢？她是典型的卡帕型身体，是个新陈代谢缓慢的深眠者，漫长的冬季会加重她的鼻窦炎和失眠，而且她没有精力运动，只能依靠暴饮暴食转移注意力。然而，进入气候比较干燥的新环境后，这些症状都消失了。她的呼吸变得更顺畅，睡眠变得更安稳，饮食也变得更健康。她不仅每天散步，甚至开始进行更剧烈的运动，因此两个月后她并不想搬回爱达荷州。最终，她的丈夫同意到亚利桑那州找工作，他们能够长期定居在那里了。

当然，并非每个人都能搬家，但如果你注意自己的饮食、运动和睡眠习惯，你也可以很好地控制季节性疾病。请认真倾听身体的诉求，关注身体在不同季节的感受，你会受益匪浅。

首先，问问自己：一年的不同时节里感觉如何？不同季节的健康状况如何？身体如何应对晦明及温度变化？自己在哪个季节最健康、最有活力、头脑最清晰？在哪个季节状态最不好？或许你不喜欢冬天，因为冬天气候寒冷且白天很短，但有人喜欢。体温较高的人可以抵抗寒冷。他们可能喜欢冬季户外运动，也可能从事能够接触足够自然光照的工作。春天天气潮湿，有些人不能适应，容易患上季节性感冒。还有些人会因为夏季高温而萎靡不振。

在观察自己是如何应对季节的变化时，应该从身体健康与情绪健康两方面考虑。你也可以考虑头脑的清晰程度。通常，这三者是交织在一起的。我认识很多瓦塔型的人，他们天生骨架瘦小、毛发旺盛、皮肤纤薄、食欲多变，还容易失眠。身体出现问题时，他们一般会感到有点疲惫，且注意力不集中。秋末冬初恰逢瓦塔季节，天气干燥、寒冷，许多人会在这时出现很多问题。冬天，他们会突然失眠，皮肤组织开始脱水，容易感冒，也不注意养生。在一年中白天最短的时候，他们常常感到焦虑、无所适从。他们缺乏活力。几年来，他们一直告诉自己，假期会把他们逼疯，但事实上，这与假期无关，而是受到了季节的影响。如果你生活的地方气候特别寒冷，空气特别干燥，那么你的身体反应会更加强烈。

如果出现类似情况，你要在入秋时就多注意自己的身体。你一定要每天锻炼，因为这能让身体变暖，让注意力变集中。白天你要一直喝花草茶。去户外时，你一定要保护好自己。我是指保护好耳朵，你可以用棉签蘸点芝麻油，轻轻地按摩耳道以保持湿润。你也可以晚上用眼药水滴管在鼻腔里各滴一两滴油。精油按摩适用于任何季节，但特别适合白天较短的季节。淋浴前你可以用精油按摩足部和双腿。与多数人相比，你需要更多的含健康油脂的食物，因此烹饪时一定要使用食用油或酥油。冬天，你应该只吃热的食物，不要生吃沙拉或吃冷的三明治和冻酸奶。这些看似都是小事，却能造成重大影响。

如果你是一个新陈代谢缓慢的深眠者，运动量很少，那么你可能属于卡帕型。你更容易增重，却很难减重。早上你会感觉昏昏欲睡，可能还有鼻充血现象。对你而言，春天湿度很大，气温变化无常，这个季节并不好过。你可能发现自己在卡帕季节容易生病、过敏，早上起床更困难。冬末春初，你的体重可能会增加。这不是你的身体类型面对寒冷应有的反应，但你的身体会因潮湿的冷空气而出现充血现象。不管气候如何，只要天气潮湿、寒冷，你就不会好过。为了应对这种天气，你要每天进行剧烈的运动，让身体产生热量、排出水分。运动后蒸桑拿对你也有好处，会让你继续出汗排水。与瓦塔型的人不同，你的饮食中不需要脂肪，但你需要温暖的食物。辛辣的食物可以打开鼻腔，对你好处颇多。冬末春初的几个月内，你要严格地执行运动及饮食方案。早起去健身房的话，你一整天都会更加清醒。

皮塔型的人体内热量丰富。他们不仅清晨会失眠，而且食欲旺盛、运动需求强烈。夏天气候炎热，这些人可能会遇到麻烦。生活失去平衡时，他们会在身体和情感上用力过猛。如果你是这样的人，那么面对夏天闷热、潮湿的天气，一定要小心。热带气候不适合你，因为你的身体不能快速地自我降温。夏天光照强烈，你更容易出现头痛甚至偏头痛。此外，炎症也会引发你的旧伤。这时，不要吃辛辣的食物，你可以吃些能够降温的东西，比如生吃水果、蔬菜，以及温和可口的香料。你可以通过游泳及冷水浴来降温，就算只是睡前用凉水洗脸或洗脚对你也有帮助。每天你都要喝大量的水，因为水有降温效果，但不要喝酒。夏天不要进行剧烈的运动，因为这时你的身体没有之前强壮，进行太多的举重训练或长跑对你并没有什么好处。

雪鸟综合征

如果你生活的地方气候寒冷且你计划在白天变短的时候去热带地区长住一段时间，这样做会发生什么呢？从阿育吠陀医学的角度看，答案显而易见。当光照周期、气温以及食物变得完全不同时，你的身体会陷入混乱，这就好像把身体从自然冬眠周期中抽离出来塞进天气温暖、活动量大、饮食中碳水化合物含量高的生产季节一样。你的心情可能会由于温暖的阳光及户外休闲活动而变好，但身体会反过来用讨厌的感冒惩罚你。不管你喜欢与否，你的身体都在随季节而变化。旅游之前只有知道了这一点，你才能做好准备。如果你能在即将换季的时候旅游就更好了。冬至过后白天会逐渐变长，你的身体已经开始适应变化，这时再去其他地方过冬会相对容易，身体也会更健康。

我的许多患者都不想过冬天，他们会在气候更温暖的地方住一段时间。我在夏威夷居住的时候，有一对家住多伦多的同事，他们每年秋天都会前往夏威夷。他们会在感恩节的时候抵达考爱岛，一直待到三四月，然后带着一身病准时返回多伦多。他们一年一度的夏威夷之行并不轻松，因为他们很难适应那里温暖的天气。持续的感冒和疲惫让他们觉得自己患有过敏或抑郁症，因此他们找到了我，希望能排出体内的毒素。排毒确实有效，但他们在回家的路上仍会生病。我问他们是否可以改变旅行的时间，能否冬至后再离开加拿大并在春分前回去。也就是说，在寒冷的加拿大多待一个月，然后在三月底多伦多天气依然比较冷的时候就回家。这样一来，他们就能在家里度过初冬，并在冬天结束前赶回家。他们的身体也因此可以经历多伦多白天最短的时候。冬至过后，他们的身体就会开始准备迎接春天，他们就能在不扰乱身体系统的情况下去其他地方待一段时间了。在白天还没有变得很长之前回家，也能帮助他们更好地适应变化。

只要他们能将季节变化纳入旅行日程的考虑范围内，他们就能在气候更温暖的地方过冬了，且不用担心一年会生两次病。了解了季节对身体的影响，你就能在不扰乱身体系统的情况下安全旅行。

我们大部分时间都生活在室内，因此你可能会觉得气候对我们没有什么影响，但事实恰恰相反。气候会严重地影响你的身体功能和身心健康。通过关注身体对不同季节的反应，你就可以相应地调整日常作息，以保持身体健康、头脑清晰。一旦你养成了这个习惯，它就会成为本能，就像春天你会把毛衣和外套收起来一样，而且你的身体也会及时地适应不同的生活节奏。即使是最具挑战性的季节，你也可以照顾好自己，通过调节饮食及运动作息使自己全年容光焕发。户外的变化也反映了身体内在的变化，关注这些变化对你的影响很重要，因为这样你就可以适当地改变饮食和生活方式，保持身体的健康和平衡。

第十一章

生命的季节

◑ ○ ◐ ●

五十三岁的马库斯是一位房地产经纪人，结婚后不久他就找到了我。他感觉自己白天行动迟缓、疲惫不堪，无法专心工作。事实上，中午时他的情况更糟，他觉得自己需要打个盹儿，而且他下午无法见客户，也不能进行重要的电话沟通。他身材健壮，肌肉紧致而发达。他刚结婚不久，并且对自己的婚姻很满意，但他生活中的其他事情则处于分崩离析的状态，他不明白其中的原因。仔细观察后，我们发现，他无意间采用了新婚妻子的作息表。结婚之前，他会进行严格的晨间运动，并且饮食适度，早睡早起，而现在他的作息非常不同。每天早晨他都会陪伴妻子睡觉，然后八点吃早餐，之后乘车上班。他们每天都会在不同的餐馆共进午餐。晚上，他的妻子会在七点或七点半左右开始准备晚餐，因此直到九点左右他们才会坐下来吃晚餐，并且会在晚餐前或晚餐时喝几杯葡萄酒。然后他们会一起熬夜看电视，直到晚上十一点才上床睡觉。

Change Your Schedule,
Change Your Life

这样的作息对任何人而言都是有问题的，但他的妻子没有遇到同样的困扰。她并没有像马库斯一样增重过多，也没有感到行动迟缓。她并没有因为这种作息而遭遇实质性的健康问题。这是为什么呢？因为她只有四十岁，比马库斯小十二岁。而且，他们的身体类型不同，即使作息不健康，她也不会增重太多。如果她继续坚持这样的作息，很有可能会开始出现一些问题，比如失眠和精神疲劳，但几年内这些问题并不会凸显出来。

人体的昼夜节律会在一生中不断地发生变化。早年时，我们身体的昼夜节律还不太稳定。正如睡眠不足的新生儿父母所证明的那样，婴儿并没有严格地按照昼夜节律进食、入睡。进入少年时代后，我们的身体会对晦明信号做出反应。在青年阶段，我们身体的昼夜节律最强大，可以应对少量干扰，重回正轨。五十岁左右是男女的更年期阶段，身体的自然昼夜节律开始减弱。到了中年后期，相对健康的人体重可能会突然增加，变得更加疲惫、精神不济。这一时期，激素的波动也可能引发失眠。你可能觉得随着年龄的增长，这些变化必然会发生，其实不然。只要你关注生命每一阶段的作息，就能避免体重增加、精力下降，使自己永葆青春，优雅从容地迈向人生的下一阶段。

我要求马库斯下次和妻子一起过来，因为她也必须了解这一情况。情侣们通常会在日常交往中建立起相互串联的作息表。如果想一起做些事情，他们可以重新安排自己的时间表，以促进双方的健康。

他们需要做一些关键性的改变。马库斯需要早上六点半起床，然后去上一节热瑜伽课，即早上起床后首先进行身体所需的剧烈运动。中午，他们可以仍旧在餐馆吃饭，但一定要吃健康的食品。晚上，他们要早点儿吃一顿清淡的晚餐。他的妻子也会发现这样反而更简单，她可以准备沙拉或简单的炒菜，不用很复杂。我还告诉他们，除非是周末宴会，其他时间最好不要喝酒。晚上，他们要在八点半之前关电视，睡前他们可以聊天或阅读。一个月后，马库斯的体重减轻了，并且恢复了活力，他的妻子也瘦了一些，精力也更加充沛。她工作时变得更加专注，早上丈夫运动时，她开始进行冥想练习。

从某种意义上说，关注身体就是关注人生阶段。当你从一个阶段过渡到下一个阶段时，如果你不能调整作息以适应身体不断变化的需求，你的健康就会出现问题。

阿育吠陀医学与生命季节

阿育吠陀医学认为，人的身体会经历三个阶段，这与一年中的三个主要季节十分相似。每个生命季节都有其不同的关注点，你必须了解每一个阶段，才能让身体做好准备。卡帕阶段指从出生到二十岁左右的成长时期。皮塔阶段指从成年早期

（二十岁左右）至四十五岁或五十岁左右的稳定时期。生命中的最后一个季节是瓦塔阶段，它可能从四十八九岁开始，但五十出头才会逐渐步入正轨。在每一个阶段，你都会出现情感与身体方面的问题，但也是促进健康的绝佳时机。

卡帕阶段

对身体而言，卡帕阶段就像春天一样。人生前二十年是身体骨骼生长、组织发育的时期，此时身体的昼夜节律有时会出现剧烈波动以寻求平衡。婴儿并非生来就有固定的睡眠作息表，但他们在出生几个月后就能快速形成规律的作息。渐渐地，身体中的激素、血压、肠道以及其他系统功能都会按照昼夜作息运行。孩子处于青少年期的人都知道，他们会放弃规律的睡眠习惯，变成夜猫子。他们周末会一觉睡到中午，不可能在早晨起床。事实上，有些研究人员认为，当年轻人不再熬夜到很晚时，才是其青春期真正结束的时候。青少年的饮食习惯也会变得不稳定，因为他们的身体在成长发育，需要能量。当身体失去平衡时，青少年在学校的表现就会不尽如人意，身体也会出现炎症，比如痤疮。成年后，他们的饮食习惯会更难改变，也会导致体重增加和抑郁。这时是引导孩子健康饮食、改善睡眠以及积极锻炼的关键时期。身体的生长需要大量的能量，肌肉的正常发育需要运动。

　　我经常看到十几岁的患者在学业、友情等方面迷失，丢失使命感。虽然这听起来令人惊讶，但通常这些问题的源头都是作息不健康，包括熬夜写作业（或者假装写作业，实际上在发短信）以及晚上吃垃圾食品。另一个原因是他们缺乏锻炼，没有得到足够的自然光照。这几年是关键的成长时期，孩子们需要自然光。他们需要在户外进行体育活动，同时健康饮食。大多数父母会在孩子小时候强迫他们按时睡觉，长大后就放弃了。父母应继续规定孩子的睡觉时间和放下电子设备的时间。这会极大地改善青少年的睡眠，提高他们的学习成绩。

　　不论何时，只要父母带着一个十几岁的孩子因社交或学业问题来诊所找我，我都会立刻想到是不是他们日常的生活习惯不利于其健康成长。睡眠、饮食及运动习惯是青少年身份的重要组成部分。他们通过朋友们的行为来定义自己，即使这些行为有损健康。他们还会反抗父母的建议，即使这些建议很明智，比如吃早餐和关闭电子设备按时睡觉。阿什利是被父母带来找我的。她在一所大型公立学校学习，有许多朋友，但她的成绩突然开始下降，让父母很担心。他们被告知孩子患有注意缺陷多动障碍（ADHD），正在考虑进行药物治疗。高二时，阿什利的父母向她施压，要求她提前参加大学的预修课程，为大学做准备，而正是这些课程给她带来了灾难。她有生以来第一次出现考试不及格，这让她变得很痛苦。她抱怨地说自己患有失眠，从未在凌晨两点前入睡。她会躺在床上辗转反侧，几小时后才能入睡，但又睡得很沉，早上起不来。她说失眠完全是因为学业压力，但我怀疑这只是原因之一。

在白天的其他时间，阿什利会按照所谓的典型的青少年作息度过一天。她很晚才从床上爬起来，而且不吃早餐，一上午她都昏昏沉沉的。她在自助餐厅吃午餐，其实更像是吃零食，因为她会吃许多让她感到困倦的面包和淀粉，放学后她坐在家里担心作业写不完。父母下班回家后会准备晚饭，晚上七点半或八点钟，她和家人共进晚餐。晚餐后，她开始极不情愿地写作业，一直写到晚上十点，之后会给朋友发短信或在网上看视频。十一点或十一点半，虽然依旧清醒，但她会躺到床上，一边害怕第二天上学，一边等待入睡。这是孩子们常有的作息表。有些孩子晚上会去商场或咖啡店待到十点半或十一点，回家后不知道为什么自己会睡不着。接下来，我将告诉父母们如何给孩子们制订健康的作息计划：

将社交时间变为运动时间。我不鼓励孩子们在阳光灿烂的日子里沉迷于电子屏幕，或百无聊赖地坐在电视前。对于许多青少年来说，所谓的社交或运动就是逛商场。但我建议孩子们应该进行户外运动，即使只是在放学后散步。青少年时期，孩子们能够很好地加入运动团队或参加健身班。武术是一个不错的选择。幸运的是，阿什利喜欢打网球，因此我建议她每天去公园或俱乐部随便打打球。她找到了几个愿意陪她一起去打球的朋友。每天放学后她会运动1~1.5小时。这让她重新充满活力。运动可以让儿童和青少年在一天长时间的学习后得到放松。有些青少年需要相对大量的运动才能平复情绪，克服沮丧。有些人则需要在早上起床后进行运动，来帮助他们摆脱早晨无精打采的状态。如果早上起床后活力满满，那么晚上你就能睡得更好。阿什利早上起不来，因此我要求她在地下室的跑步机上锻炼二十分钟左右。她必须六点起床，然后在跑步机上运动，之后再冲个澡。到上学时，她已经完全清醒，注意力也更集中了。

不要吃太多谷物。免煮谷物只是被美化的零食。燕麦棒和小杯加糖酸奶也是如此。这些东西会在一小时内释放大量的热量。大多数孩子都需要煮熟的全谷物食品或蛋白质。喜欢的话，你可以在前一天晚上将燕麦放进瓦罐锅里，让孩子第二天早起后食用。你也可以在燕麦中加些坚果及水果，它们可以让孩子们上学后三四个小时内都能保持良好的状态。阿什利每天早上都会运动、淋浴，然后吃一碗燕麦。在形成了良好的晨间作息后，她觉得上午的课程更加轻松了。

不要吃糖和淀粉。许多儿童和青少年放学后都会饿着肚子回家，这会让他们想吃烘焙食品和糖等零食。青少年有时会在放学后喝咖啡、饮料或含有咖啡因的苏打水，以缓解精神疲惫。对此，家长们很难控制，因为他们可能正在上班或有其他事情。而且，孩子烦躁不安时他们也很难制定规矩。出于无聊，阿什利也会这样做。下午她会吃饼干、喝苏打水，晚餐时不吃天然的健康食品，而是狂吃面包。当孩子处于人生第一阶段时，你无须担心他们会摄入过多卡路里，因为他们的成长活动需要大量的能量，但下午和晚上要让他们吃些有营养的食物，否则即使吃饱了，他们也会变得易怒和容易分心。这一阶段他们的身体和大脑都在发育，儿童和青少年需要补充营养。我不得不告诉阿什利，下午不许再吃饼干，晚餐时也不许吃面包和喝含糖饮料了。她的父母可以用保鲜盒为她准备些萝卜片、芹菜以及圣女果，食用时加点调味品即可。他们应该多备些水果，让她既可以当零食吃，还可以补充大量水分。

实行屏幕宵禁制度。现在你需要让儿童和青少年知道，他们晚上需要远离电子刺激，好好休息。有些家长会在晚上九点没收手机。有些家长则会限制孩子看电视的时间。父母应该对孩子的电子产品实行宵禁制度。此外，有些孩子还需要额外的活动才能平静下来。他们可能需要在晚上淋浴，因为热水能够使他们静心。有的孩子需要在晚上阅读的时候喝点温牛奶。阿什利尝试了精油按摩。她是一位天生的浅眠者，需要用精油按摩足部和手部，以舒缓每日的压力。之后，她会阅读，十点或十点一刻关灯。实行此作息一周后，她变得更容易入睡了。一个月后，她的成绩和情绪都有所回升。这就是卡帕生命阶段的奇迹。请相信，微不足道的改变能够在短时间内给孩子带来巨大的影响。

皮塔阶段

皮塔阶段是身体的夏季。在此阶段，你动力十足、精力充沛，希望能把事情做好。二十岁至五十岁之间，你的身体已经发育成熟，昼夜节律开始走上正轨。二十几岁时，你的消化能力依然强大，新陈代谢也很旺盛。有些人会无视身体的需求，熬夜、吃垃圾食品或拒绝锻炼，但很少有人出现问题。然而，这段黄金时期——如果真的存在的话——虽然看似可以毫不费力地维持健康，却会在十年内悄悄溜走。这几年，有的人更容易增加体重，有的人则容易失眠或变成工作狂。这一时期是身体对破坏最宽容的时期，因为身体的昼夜节律在这一时期的作用最大。但你仍然需要固定的作息来维持身体的良好状态，这样才能在工作中更专注，人生目标也会更清晰。此时走上正轨，可以让你在几十年后优雅地老去。

在这一阶段的初期，人们容易痴迷。他们会产生独特的激情，或者投入某一工作计划，忘记要好好照顾身体。有时他们的身体也会反抗。这正是发生在贾马尔身上的事情，他今年26岁，是一位软件开发员。你可能已经猜到了他的作息习惯：长时间工作，加上大量外卖，几乎不运动。他家的厨房几乎没有细菌。烤箱从未被打开过。冰箱里从未装过新鲜的农产品，取而代之的是各种调味品、能量饮料和啤酒。他对于自己能够通宵完成项目感到很高兴，也从未觉得一口气吃掉一包薯片有什么不妥。然而，他注意到自己开始秃顶了。双下巴也让他变得没有吸引力。每天早上四点他都会醒来，之后就再也睡不着了。他还感到自己关节僵硬，整日昏昏沉沉，无法清醒。

他的前任医生可能让他进行过抽血检查，然后告诉他应该改变饮食，因为他正面临新陈代谢问题。但是这种皮塔不平衡现象的根源不止与饮食有关。如果你正处于人生的这一阶段，那么你必须全面检查自己的生活习惯。你的身体会按照中心节律运行，所有的日常习惯都会对其产生影响。在这一阶段，你需要维持身体的活力，而不是破坏它。如果你疯狂工作、暴饮暴食、四处玩乐或沉迷于社交，你的身体就会失去平衡。如果此时能养成健康的习惯，在未来几十年里你将受益匪浅。下面是一些保持身体健康、平衡的准则：

慎交友。如果你在二三十岁时出现了饮食和睡眠问题，那么你应该看看自己的朋友们。看看他们的腰围，因为你可能和他们吃得一样。如果朋友们运动，可能你也会和他们一起运动，同时你也会按照自己的社交时间或工作时间制订睡眠计划。对于青少年而言，父母的影响是有限的，但是在大学或其他地方，你会受到身边人的影响，包括情侣。你还会受到公司文化的制约。你一定要小心。大多数人都认为自己是独立的个体，但很少有人能真正地抵抗住朋友及同事的影响。在贾马尔的案例中，他的工作占用了他大量的时间，让他养成了暴饮暴食、不锻炼的坏习惯。周末，他会和同事们一起出去玩。所以，他的周末就是在酒吧里喝啤酒、吃比萨。他需要走入健身房，认识一些看重健康及饮食的人。最终，他加入了一群热爱竞技性自行车的同事的队伍，也爱上了这项运动。我经常告诉二十出头的人，要多交一些圈子外的朋友，要和那些已经在做你所想之事、已经过着健康生活的人交往。如此一来，改变习惯将变得更为轻松。

平衡高强度运动与伸展运动。有些人的确会在皮塔阶段进行健身，因为这是一种自然的健康状态。此时人的身体是最强健的，可以进行剧烈的运动而无须担心之后会感到疲惫或受伤。

但如果你没有进行伸展及呼吸运动就报名参加五千米长跑或铁人三项的训练，则是十分错误的。在人生的这一阶段，你每时每刻都在忙碌，总是想挤些时间做更多的事情。这很好，但是花时间拉伸身体会使肌肉在这一阶段的后半期保持弹性。如果你在三十出头时因运动过量或过于激烈而受伤，你会发现自己的健康水平开始下降。如果发生了这种情况，那么你对运动的热情也会消失。贾马尔发现了专门为跑步者开设的力量瑜伽课程，并且很喜欢。其实，任何类型的瑜伽或伸展运动都可以。需要长时间工作时，他会在午餐后散步，晒晒太阳，伸伸腿。这样一来，他就照顾到了未来几十年都离不了的身体。

留意就寝时间。 皮塔阶段是失眠的高发期，因为这一时期你的工作和家庭计划都会变得更加紧张。你会在周末睡得更晚，但从现在起就留意自己的就寝时间会给你的工作及人际关系带来巨大的好处。是的，有那么几个月你会受到婴儿作息的影响。是的，你要完成迫在眉睫的工作，或者马上就要去旅行。这一切都很正常，也都是暂时的。压力大的时候，你可以进行冥想，即使每天进行十五分钟正念训练，也能让你保持思维敏捷。危机结束后，一定要自我检查，以确保自己晚上有时间休息，十点前可以关灯。

定期排毒。这可能意味着很多事情。在皮塔阶段早期，你要学会在家里烹饪健康的食物，这样就可以少吃外卖了。过度依赖外卖食物或速冻食品会让你过早衰老。贾马尔必须学会如何购买简单的沙拉原料，还需要一个陶罐来做汤和炖菜。这些事情能让他有机会与身体建立联系。他还须要进行季节性排毒来重置新陈代谢。有些人每逢换季时都需进行季节性排毒，而有些人则可以在身体最不舒服的时候进行，且一年一次即可。即使不做全套的蓖麻油排毒，你也可以在换季时坚持一周左右的排毒饮食，帮助你消化积食，保持身体的平衡。

在饮食和运动方面做了一些简单的改变后，贾马尔获得了良好的睡眠，三个月后，他感觉自己精神焕发。他觉得自己比以前任何时候，包括高中和大学，都更加健康了。

瓦塔阶段

瓦塔阶段是人生的晚秋，往往来得很慢。有些人会在快五十岁时注意到身体的变化，而有些人直到五十五岁左右才会感受到。你可能会首先注意到视力的变化，阅读时你可能需要戴眼镜。这一时期，你的新陈代谢会减慢，你很难减肥或保持体重。随着血糖和血压的升高，你可能还会出现代谢问题。你的皮肤可能会变得更干燥，肌肉也不再像以前那样强健。医生可能会说，这些都是自然的、可预期的变化，事实确实是这样。但通过关注身体的自然节律，你可以推迟变化到来的时间（并保持之前高质量的生活）。这一时期，你的作息习惯既可以延缓衰老，也可以加速衰老。你身体的昼夜节律也在减弱，这意味着不规律的饮食、睡眠和运动会进一步扰乱你的身体功能。在变老的过程中，规律的作息可以强化你的身体系统。

如果处于这个生命阶段的患者来到我的办公室，我有时会让他们填写一张特殊的量表，测量他们身体的几个构成因素，包括体重、体脂率、身体质量指数、骨骼肌率和静息代谢率。通过这些测量值，量表能够计算出他们身体的大致年龄。人们有时会震惊地发现，他们的身体测量表明，自己的生理年龄比实际年龄大八岁到十岁。这正是他们所需要的自我唤醒。我知道有些患者在七十岁时看起来像只有五十岁，但大多数人都是相反的。一旦填写了这张量表，病人有时就会发现他们的估测年龄是六十五岁，而实际上他们只有五十五岁左右。他们能够清楚地看到自己不仅体重超标、血压高于正常值，而且他们的日常嗜睡也并非正常的衰老现象。相反，这些警报信号说明他们的身体正在加速衰老。经过几个月的良好作息后，他们重新填写了量表，发现自己"返老还童"了。你也可以做到。

与身体建立联系。在生命的瓦塔阶段，人们会自觉地反思。回顾过往的生活与你所建立的各种关系网，你会对目前的一切都感到满意。你还会设定更多的目标。快快停止吧。此时你应该重新思考自己的目标，并就如何度过余下的人生做出更有意义的选择。重要的是，要把这些反思扩展到身体方面。缓慢变老的人会更关注身体发出的信号，而非瞬时的欲望。也就是说，疲惫时要休息，头脑昏沉时要多做运动，还要仔细观察自己的饮食及其他习惯，以防身体受伤。规律的冥想练习可以帮你实现这一切。每天只需花十五分钟关注呼吸与身体，你就能接收到它发出的信号，它会告诉你哪些食物是健康的，哪些食物会对身体系统产生阻力。在这一阶段，晚上你会需要较少的睡眠时间，但这并不意味着你应该熬夜，而是指早晨你可以起得更早。

维持平衡。这意味着以下几件事情。最明显的就是，你要进行身体锻炼，提高平衡力和灵活性。很多瑜伽姿势都能改善平衡力，静力锻炼与有氧运动也有同样的效果，比如跳绳。灵活性是平衡力的一部分，所以你必须经常进行伸展运动。五十岁时，对你而言，触摸脚趾或单脚站立可能不是什么难事，但这些技能要从现在就开始练习。如果失去了平衡力或灵活性，你就无法继续远足、骑自行车、打网球或举重了。此处的平衡力也意味着要保持情绪的平衡。五十岁以后，你需要更频繁地进行身体检查，这样你才能知道自己何时会慌乱或焦虑，知道旅行如何影响自己，并在繁忙或紧张的时候进行恢复身体平衡的练习。人生走到此时，你已经积累了很多关于如何在这个世界上生存，以及何事会使你失去平衡的知识。必要时，你可以利用这些知识放松身心，通过冥想和反思来缓解压力。

减轻炎症。低水平的全身炎症被认为会导致各种与衰老相关的疾病，包括痴呆、心脏病和癌症。如果你每天都在服用非处方止痛药，你可能患有某种集中在关节处的全身炎症。为了减轻这种炎症，你需要保持体重、健康饮食，同时调节压力水平。你的身体也需要更多的时间才能从剧烈的运动中恢复过来。因此，在运动中你要安排足够的休息时间，避免受伤，防止服用止痛药。如果你需要其他的帮助来减轻炎症，可以服用姜黄补充剂。姜黄有助于缓解你对布洛芬的依赖，而且对胃更健康。

防止脱水。随着年龄的增长，你的身体组织会更难储存水分。起初，你可能会注意到皮肤变干燥了，但其实你全身都会受到影响。此时可能是减少每日的咖啡和茶水的摄入量的好时机，因为它们会加重身体的脱水。你可以制订含有健康脂肪的饮食方案，它们有助于润滑关节和韧带。精油按摩也是个好方法，它能让健康油脂进入你的皮肤和身体。我有两位患者在四十多岁时搬到了亚利桑那州，那里天气炎热、干燥，他们很喜欢。但到了七十岁时，他们开始讨厌那里的高温，他们说自己甚至不愿看窗外的贫瘠景观。我很清楚，由气候导致的身体脱水正在以某种方式影响他们，这在他们年轻时从未发生过。最终，他们搬到了佛罗里达州，那里依然高温，但清晨气候凉爽且湿润。他们的心情和健康水平得到了显著的改善。脱水会以多种方式悄悄地接近你。因此，理解身体的需求十分重要。

简化饮食。如果你仍像在皮塔阶段甚至卡帕阶段时那样饮食，你现在就会承担其后果。很多人会注意到自己开始出现胃灼热、乳糖不耐受、对某些食物敏感或者体重突然增加等症状。这些身体信号说明你的饮食已经不再以其应有的方式为你提供营养了。大餐过后，你可能会觉得昏昏欲睡。在某些情况下，这种沉重的感觉可能会持续好几天。我告诉人们，一个二十岁的男子可以吃一大块牛排，而且他仅会在几小时内感到身体沉重。一个四十五岁的男子吃几小片同样的牛排，未来几天他都会有沉重的感觉。一个七十岁的男子只吃几口牛排，未来两周内他都会感到身体沉重。在这一阶段，你的消化火会自然地变弱，这意味着你只需摄入更少的热量和更少的肉类就能保持身体的强壮。吃更少、更清淡的食物，你仍能感到满足。谨慎对待牛奶、面粉和糖对这一阶段的你而言是很重要的。此时，你需要进行换季排毒，同时进行温和的禁食，每周有一天不吃晚餐即可。迈入这个阶段后，你不会有之前那样强烈的饥饿感，饭量也会减少。

通过这些改变，你将会关注身体在瓦塔阶段的需求变化，并通过健康的作息来保持身体的强壮，尽管你身体的昼夜节律会变弱。我的一些年逾古稀的患者看起来很年轻，依然很有活力。他们忙碌而活跃，仍然经营着生意，仍然享受着忙碌的社交活动。这是真正的返老还童。

我们总是被鼓励要把年龄看作身份的一个决定性特征——即将到来的生日要么是值得庆祝的，要么是令人恐惧的。但是，你不能只关注生理年龄，也应该考虑人生的阶段，以及自己能做些什么来支持身体的自然发展。记住，健康不是由年龄决定的，你可以做很多事情来延缓衰老，甚至扭转衰老的消极影响。不管年纪多大，你都需要花点时间来检查身体，并评估身体的健康状况。这样一来，在年龄增长的同时，你也在积累有关身体需求、人生目标及人生意义的智慧。这些智慧由你掌握。

第十二章

如何度过完美的一天

◐ ○ ◑ ●

对每个人来说，改变生活方式都是一个挑战。企业的首席执行官们抱怨说，他们每天要不停地工作16个小时，在全球各地奔波，否则职业生涯就会崩塌。精英运动员告诉我，他们必须超负荷训练，或者不停地寻找赞助商，因为如果不继续这样做，他们就不会有所成就。各种各样的人都告诉我，他们在早晨上班之前没有时间锻炼，午餐时也要工作，或者无法放弃深夜电视节目。习惯已经成为你身份的一部分，尝试新事物是可怕的。但你必须记住，不健康的作息及不良的饮食选择并非一天形成的。你的日常作息已经坚持了很多年——也许是几十年。作为在混乱的生活中寻找安慰的一种方式，一些习惯已经成为你应对压力的策略。你可以逐个击破、改变习惯，来寻求更深层次的安全感。

如果你与我的多数患者一样，那么即使不幸福，你也会找一箩筐理由来维持现状。你想减肥，但大脑告诉你要坚持原来的饮食，因为它们能安慰你。你想获得更长时间的睡眠，但又认为一天结束时应该花几小时放松。或许你听到运动可以增强活力，有些动心，但大脑会再次干扰你，说你没有时间运动。事实上，大脑是在告诉你，你不需要提升健康状况，但其实你需要。不管过去有何种生活方式，现在你都值得追求更好的感受。决定改变是最艰难的一步。

到目前为止，如果你能改变不健康的习惯，使日常作息与身体节律保持一致，那么你就能比较容易地想象自己将来能达到的健康水平。但了解身体的运行并不意味着你能够简单、轻松地做出改变。罗威娜就是这样。她身高略高于5英尺，重237磅，被诊断出患有抑郁症，体重稳步增加，她每天都快被累死了。因为上晚班，她早上八点下班回家，早餐时间都是边看电视边吃烤面包片。然后，她会去购物。她会在购物中心的美食广场吃午餐——每天换一家快餐店。下午，她会断断续续地睡到晚上八点。之后，她会加热一些剩饭作为晚餐，带着一大瓶咖啡去工作——这能帮助她整晚保持清醒。

她知道自己这样是在浪费时间和生命。她也告诉了我为什么她不能做出改变。同大多数人一样，她坚持原来的饮食和习惯，因为她认为自己只能依靠它们寻求安慰，即使健康状况已经让她痛苦不堪。甚至在明白了自己可以利用身体节律来促进减肥和增加活力后，她依然害怕做出改变。她似乎对新的作息无所适从，因为新的作息意味着很多日常改变和全新的饮食，有太多东西要记。我甚至不确定能否再见到她。

两个多星期后，她再次找到了我。她已经减了八磅，这是她在之前的任何饮食计划中都从未实现过的。她不再去购物中心，而是每天早上在海边散步，锻炼身体。她已经决定辞掉工作，白天找些兼职，这样晚上就能睡觉了。这是一个重大决定，但新的作息让她更有活力。更重要的是，这让她能够多多少少地掌控自己的生活。多年来，她第一次感到自己有能力战胜对食物的渴望。

我认为这是罗威娜真正改变的开始。真正重要的是，她也开始看到改变的可能性。她开始按时就餐，一日三餐也吃得更健康了。她决定每天运动，决定重新选择如何度过工作时间。生活已经在以超出她想象的方式展开。这正是问题的关键。我在这里举这个例子是为了说明一旦你下定决心改变日常习惯，你的观念就会发生巨大改变。显然，有些改变会更加容易，但改变生活是一个过程，你需要尽快开始。

完美的一天

想象下自己完美的一天，那天你一睁眼就会知道你将如何照顾自己的身体。无须外界激励，你就会运动，但你不会运动过度。无须挣扎，你就会健康饮食，因为你知道这一整天自己都会感觉良好、精力充沛，还不会感到饥饿。你知道自己该何时进行冥想、集中精力，以使自己能应对任何压力。你知道自己能够应对工作中的挑战，而且一天结束时你会感到累并快乐着。因此，关掉床头灯时，你已经静静地躺好等待入睡了。

只要你调整身体系统，使之与自然的昼夜节律保持一致，这些都是有可能的。无须借助外力就能形成每天适时进食、睡觉、运动的习惯，这是你真正的目标。要让健康和自我关照成为一种轻松、直观的生活方式。对我之前的许多同事而言，拥有一个良好的身体状态，实际上更容易在一天中腾出时间与家人相处、发展业余爱好，以及找到新的恋情。

如果想知道如何实现这一神秘的目标，那么你需要分阶段进行。要循序渐进地养成这些习惯，第一步可能会需要付出很大的努力，但你很快就会感到更加轻松、更有活力。我在本书中分享的许多案例中的患者都需要大量密集的帮助才能使他们的生活重回正轨。但是，一旦开始，他们就发现接下来的每一步都变得更加容易。尝试改变睡眠和饮食一个月后，他们受益匪浅。他们获得了更多的自由时间和创造力，也更专注于个人目标。他们看上去容光焕发，感觉比前几年更有活力。请相信，你也能够实现直观、轻松的健康生活。

问题是如何实现。既然知道了身体的需求，你就可以逐步培养新的作息习惯。首先，你要制定一个符合身体昼夜节律的作息表。在这一阶段，你需要最充分的准备以及十足的创造力，从而让生活有所不同，但在第二阶段一切努力都会得到回报，你会变得更容易坚持健康的作息。在第二阶段，我们要把本书中的所有概念放在一起，这样你就能轻松地滋养身体、大脑及精神，获得健康。

准备改变

每一次见到新的患者，我都会将新的作息安排放在他们面前，直接问："你能做到吗？"如果他们犹豫了，我会接着问："你面临的最大阻力是什么？"要认清作息安排中哪些部分是最困难的，这一点很重要，但也因人而异。有些人说，他们晚上不可能不看工作邮件。另一些人则说，他们不想在一天结束时吃得很清淡，因为此时唯有饱餐一顿才可以帮助他们排解工作压力。有些人拒绝晨间锻炼，因为他们早晨已经十分繁忙了。但是，如果知道了自己的阻力是什么，你就可以寻找一种创造性的解决方法。你要先考虑下自己未来可能会遇到哪些困难，然后在开启新作息之前做好准备，未雨绸缪。请找出你的新作息中最具挑战性的部分，然后使用以下技巧帮助自己做出改变：

Change Your Schedule,
Change Your Life

如果晨间运动很困难……提前一晚把燕麦放进瓦罐锅里，以节省出吃早餐的时间。循序渐进地调整起床时间，每天把闹钟的时间提前五分钟。这样的话，短短四天过后，你就会有足够的时间去散步。同时，前一天晚上就把运动服和工作服整理好。

如果坚持吃午餐听起来很吓人……上班时带上一顿丰盛的午餐，并且记住，一顿丰盛的午餐意味着晚餐要吃得简单些。在手机上设置一个闹钟，提醒自己按时吃饭。

如果不知如何在晚餐时少吃一点……第一阶段，你可以选择一些简单而健康的晚餐，使自己可以提前吃完晚餐。如果你知道本周的工作会很忙，甚至可以把晚餐时间提前。你可以列出一个适合自己的标准购物清单，要包含大量蔬菜和健康谷物。

如果晚上不使用电子产品会让你感到焦虑……从现在开始计划一些晚间活动，不包括看电视和玩电脑。认真地想一想：自己晚上九点后收到的短信或邮件真的必须回复吗？

开启新作息之前，你可以发挥创造力，制定一个新的时间表，这样可以避免刚开始几天新作息就回归之前的习惯。坚持一周后，你会注意到身体和情感都得到了足够的改善，它们会促使你继续前进。

第一阶段：平衡

在刚开始的7~10天，你要把重点放在与身体的自然昼夜节律建立联系上。这意味着你要按时起床，按时睡觉，把最丰盛的一餐放在中午，晚餐要清淡。早起后你要先运动。如果你能去健身房就更好了。如果不能，你可以尝试户外散步或在家做些运动。我的许多患者家里的跑步机已经闲置了好多年，是时候搬出来做些快走或慢跑运动了，锻炼10~20分钟即可。记住，运动不是为了燃烧卡路里或脂肪的，而是为了加深肺部的呼吸，使自己能微微出汗。你也可以利用这个机会学习普拉那，以提醒身体白天开始了。如果你喜欢剧烈的运动，可以把一天的运动时间都集中到早上，以提升运动强度。

在正确的时间用餐。一开始，你可能需要设定闹钟来提醒自己按时就餐，但这一阶段结束时，你的身体会自然地产生饥饿感，使你能更好地适应新的就餐时间。你也会习惯早上的例行活动：起床，运动，吃东西，然后上班。

晚上要做一些更加积极、有益的活动。没有了电视和电脑，第一天晚上你可能会觉得焦躁不安。这时，你可以做些一直想做却一直在拖延的事情。你可以进行个人护理或好好洗个澡。只要尽情享受这段时间，很快它就会变成你一天中最愉悦的时间。

花点时间进行正念训练也很重要。你可以一天测几次脉搏，坐下来感受脉搏的跳动。你也可以睡觉前端坐在床上，闭上眼睛，深呼吸，放飞思绪。一天结束时，你还可以写写日记。上述活动都能帮助你建立与身体的联系。

第一阶段，你应该这样安排时间：

6:00 a.m.——起床。按时开启一天很重要。

6:15 a.m.——用二十分钟轻松的运动唤醒身体。慢慢地，你就会逐渐习惯早起及晨间锻炼。

7:00 a.m.——正常吃早餐。选择燕麦、奶昔或鸡蛋、蒸蔬菜。八点半之前吃完早餐，直到中午都不再进食——即使是咖啡或茶水也不可以。

12:00 p.m.——中午时分吃一顿丰盛的午餐，但一定要确保每天同一时间用餐。如果需要提醒，你可以在手机上设定闹钟。午餐应是一天中最丰盛的一餐。用餐之前记得测量脉搏。

12:30 p.m.——午餐后散散步或在户外待一会儿，接受自然光照。本质上，这并非运动，但相对温和的活动有助于消化。如果不能去户外，那就在窗边坐一会儿。

1:00 p.m.——泡一杯花草茶。下午注意不要吃零食。

6:30 p.m.——吃一顿清淡的晚餐。如果可以的话，要多吃蔬菜，或者吃一些蛋白质，不要吃米饭、面包和单糖。晚餐摄入五百左右卡路里的热量即可。如果你还在工作，可以在办公室吃顿简餐。如果因为工作耽搁了晚餐，记得要相应地减少晚餐的摄入量。吃得越晚，应该吃得越少。晚上八点后不再进食。晚餐后你需要腾出至少两个小时为睡觉做准备。

8:30 p.m.——发送晚间的最后一条信息或最后一封邮件，之后关闭电脑和电视（需要的话，你可以将最喜欢的节目录下来），然后开始晚间阅读、冥想、洗澡、写日记或其他你想做的事情。此时你应该放松身心，使自己平静下来。

10:30 p.m.——关灯。即使最初几晚你无法立刻入睡，也要深呼吸，放松下来，等待入睡。

你是否记得……

◆ 每天要测几次脉搏？你不一定要听出什么，只需感受心跳、关注自己的身体即可。请在起床后及关灯睡觉前进行。

◆ 压力大时要闭眼做几次深呼吸？释放压力会使你更容易抵抗干扰，比如垃圾食品或手机。这样做可以使自己平静下来，重置身体系统。

◆ 每餐后要留意身体的感受？如果它对你有用的话，你可以在饮食日记上做记录。你要强化身与心的联系。

第一阶段的草药

人们通常更注意饮食习惯而非肠道的运动。但你不能只关注进入身体系统的东西，你还需要在另一端排出一些东西。饮食和排泄都是身体健康的指标。三果宝（triphala）和崔卡图（trikatu）是两种可以帮助排泄的草药。你可以在乔普拉中心（Chopra Center）或班扬植物学（Banyan Botanicals）的网站，或我的个人网站上购买。

三果宝。这种补充剂在阿育吠陀医学里已有数千年的历史。它的意思是"三种水果"，因为它是三种浆果的混合物。虽然被称为轻度泻药，但它确实可以促进肠道运动、帮助身体排毒。它还能调节血糖，缓解便秘。每晚只需摄入约1000毫克就可以有效调节肠道运动，让你在早晨起床后排便，消化和吸收更多营养。

崔卡图。这种补充剂有助于改善你的消化功能，让你从食物中吸收更多的营养。这个配方中含有三种香料，通常被称为"三种胡椒"。三果宝有助于促进大肠的消化功能，而崔卡图可以促进胃和小肠的消化功能。午餐和晚餐后服用500毫克即可。

第一阶段你需要坚持7~10天，直到可以舒适地安排一天的睡眠、饮食及晨间锻炼为止。你会注意到自己会在新的就寝时间开始感到困倦，到晚餐时也可能不像之前那么饥饿。你也会更自然地醒来。有些人说他们很快就感到身体变轻松了，排便也得到了改善。你可能会在第一周内就开始进行有规律的晨间排便，即使以前从未有过。

第二阶段：治愈

在这一阶段，我们将会微调你的作息时间，提升你的消化能力，加深你的夜间睡眠。我们要寻找一个轻松的作息表，形成健康且自然的作息。在这一阶段，你将会开始减重，同时也要关注自己对食物的渴望，这样才不会脱离轨道。每次去杂货店，你都要选择新鲜的食物，而非预先包装好的食物。在这一阶段，我们还增加了一些有关正念训练的技巧，这样你就能在每日作息与身体感受之间建立联系。如果一天中你能走出办公室散步几次，你就能接收更多的自然光，也能在白天活动下身体。这一阶段，你将真正感受到将身体需求放在首位所带来的健康益处。

你可能会注意到自己开始在适当的时间感到更饿了。你可能还不会在早餐时感到饥饿，但早上吃点东西会让你感觉很好。吃早餐会让你在上午更容易抵制咖啡或零食的诱惑。午餐时，你将胃口大开，此时一定要饱餐一顿。记住，午餐应是一天中最充实的一餐。在这一阶段，我们希望通过选择更健康的饮食来深化这一做法。这意味着你要少吃肉类和面包，多吃蔬菜。午餐时你可以多吃，但一定要吃得健康。午餐后约3~4个小时内，你会觉得自己很饱，完全没有吃零食的欲望，当你下午喝了很多水时尤其如此。你将不再需要午后咖啡。你的身体在两餐之间会感到更轻盈，晚上也不会饥肠辘辘。而且，晚上你也能更轻松地抵抗面包和糖果的诱惑，这是必须做到的。晚餐可以是清淡的汤、沙拉或简单的炒菜，不要吃外带食品或冷冻食品。

到现在为止，你已经形成了良好的夜间作息，会比以前更容易入睡。晚上十点你可能就会昏昏欲睡，这很好。你可以早点儿睡觉，因为这样一来，第二天早上你也会更容易起床。

睡眠更有规律后，你的睡眠会变得更深，排便情况也会得到改善。你的晨间排便会变得更有规律，之后你会感到身体变得更轻盈了。事实上，你全身都会感觉更轻盈，体重也会下降。

在第二阶段，你会在第一阶段的结构基础上加以完善。在这一阶段，你应该这样安排时间：

....

6:00 a.m.——起床。先喝一杯热水，激活消化系统。喜欢的话，你甚至可以提前一晚准备一杯热水放在床边。热水可以快速激活消化系统和肠胃运动。

....

6:15 a.m.——运动。要逐渐提高运动强度。晨间散步时增加一些间断训练，比如慢跑一分钟，之后散步两分钟。你也可以增加瑜伽等静力训练，但一定不要运动过度！锻炼时要使身体进行充分的深呼吸。

....

7:00 a.m.——吃早餐。早餐依旧是清淡、健康的食品。

....

8:30 a.m.——到目前为止，你已经习惯了不喝咖啡或茶、不吃零食。午餐前只能喝水或草本茶。

Change Your Schedule,
Change Your Life

10:00 a.m.——上午已过半,你需要站起来活动一下。如果坐着感到困倦或无力,你都可以这样做。你要将运动融入日常活动。条件允许的话,你可以到户外走走或爬爬楼梯。你也可以通过深呼吸来积蓄能量。

12:00 p.m.——此时,你知道应该在中午吃最丰盛的一餐。到了就餐时间你就会自然地感到饥饿。这是身体与昼夜节律趋于一致的最初迹象。你的身体会在一天中最需要热量的时候感到饥饿。即使中午食欲很好,你也要吃得健康,以蔬菜为主,不要吃油腻、面粉类的食物。

12:30 p.m.——到户外散散步,这样有助于消化,也可以接受自然光照。

1:00 p.m.——下午不要吃零食。禁食五六个小时后,你的消化系统会得到充分的休息,恢复昼夜节律。这是治愈脑肠轴的关键环节,还能让身体对清淡的晚餐产生温和的渴望。下午,你要喝两三杯水或花草茶,确保体内有水分。这会让你焕发健康的光芒。

3:00 p.m.——站起来走动一下。你可以在办公桌前做一些伸展运动，或者在街区散步。这会让你更有活力，能顺利地完成工作，还能接收更多的自然光。

6:30 p.m.——吃一顿清淡的晚餐。到目前为止，你已经习惯了吃一顿更清淡的晚餐，并感到满足，尽管这不是你过去常吃的油腻大餐。如果现在吃晚餐，你会在早餐前有十二个小时的自然禁食，这可以让消化道进行自我修复。一晚过后，你的早餐将变得更令人满意，肠胃也能更好地工作。

8:30 p.m.——愉快地关掉电脑和手机，你知道一天中最棒的时候已经开始了。到现在为止，你应该已形成了固定的夜间作息。你可能会与家人一起度过这段时间，可能在为未来制订计划，也可能在阅读或反思。这是与自己和所爱之人在一起的时间，也是反思目标的时间。

10:00 p.m.~10:30 p.m.——关灯进入深度睡眠。

Change Your Schedule,
Change Your Life

第二阶段的草药

在改善饮食和睡眠习惯后，你体内的毒素会越来越少。你的身体通道会变得更加畅通，能量也在流动。这意味着你的身体已经准备好燃烧更多的脂肪了。记住，这些草药不能代替强有力的作息，也不能因此而忽视有关身体类型的智慧。但是，草药可以起到推动作用。

古蒿（Guggul）。这种草药可以帮助身体燃烧多余的脂肪，还被证明有降低胆固醇水平的作用，同时它还有助于加强心脏的健康水平和甲状腺的功能。古蒿还能帮助新陈代谢缓慢的人清除体内的黏液，治愈充血。但它发挥作用的前提和诀窍在于，你需要养成健康的生活习惯。古蒿要饭后服用，每日三次。

余甘子（Amalaki）。这种草药常被称为印度醋栗（Indian gooseberry）。虽然许多人认为它是一般的身体滋补品，但它可以有效地减轻炎症，降低身体的热度和酸度。由于运动或压力而感到疲劳、乏力或有炎症迹象的人可以从这种草药中获益。余甘子可以冷却消化火，减少人们对食物的渴望，缓解胃灼热。所以这是一种很好的草药，适合在提高锻炼水平并尝试做出更好的食物选择时服用（注：如果你正在服用三果宝，则无须额外服用余甘子，因为它是三果宝中的三种浆果之一）。

治愈阶段将耗时10~14天，或许更长一点。有些患者在微调作息表时会在这一阶段花费三个月。在这段时间，你会看到自己的切实改变，比如早上起床更加轻松、工作中头脑更加清晰，还会注意到身体健康水平的变化。通过关注进食后的情绪，你也在慢慢地净化饮食，精制面粉和糖对你不再有那么强的吸引力。你的目标是围绕身体的需要而非工作和旧习惯制订作息计划。你可能会注意到，如果某件事打乱了你的日程安排，你会马上感受到变化。如果夜间有紧急工作或其他事情，你会感到自己的睡眠状况和头脑第二天的清晰度都会下降。

第三阶段：改变

到目前为止，新的作息让你感觉很轻松——甚至是幸福。你的体重减轻了，工作时也更加专注了，晚上也能睡得很好。那么，现在你需要做什么呢？如果你曾经尝试过新的饮食及运动作息，却在几周或几个月后放弃了，那么你就会知道接下来你需要进入维持阶段，而在这一阶段人们通常会敲响饮食计划的丧钟。

在第一阶段，身体会分泌肾上腺素，你会变得很兴奋。在第二阶段，你尝到了甜头，也感受到了其中的困难。但是维持阶段是枯燥无聊的，也是富有挑战性的，即时回报会变得越来越少，可能无法激励你。因此，在第三阶段，我们要用正念战胜无聊，通过增加真正的冥想来深化练习。

如果你被自己在前两个阶段中取得的成绩冲昏了头脑，那么你的大脑就会玩花招。它会告诉你，如果你还有其他事情要做，几天不锻炼也没关系。或者它会告诉你，你可以在深夜回复几封邮件，又或者它会说晚间盛宴不会有什么影响。我知道人们会遇见这样的事情，因为他们曾给我发电子邮件，告诉我几个月来坚持得很好，然后问我是否可以吃比萨作为奖励？答案是不可以。百吉饼呢？不可以。吃一点可以吗？只吃一口？当然，吃一口百吉饼并不会破坏你的整个饮食计划。然而，大多数人真正需要的并不是百吉饼，而是管理压力的方法。

每天培养正念会让你步入新计划的正轨，打开全新的视角。加强对身、心的认识会使你不再认为健康的饮食是一种惩罚，而开始把它看作有营养的东西。如果你认为晨间锻炼是对身材走样的一种惩罚，那么你就已经设定了目标，那就是一旦你瘦了或者变得足够健康了，就可以放弃计划。你要知道，这种生活方式与惩罚无关。它是为了满足你身体的需求，让你从生活中得到更多。

调整目标

我曾与成千上万的人一起努力，帮助他们摆脱不健康的生活习惯，焕发健康的光彩。我注意到改变的主要障碍是情感问题。人们会养成不良的习惯，往往是因为他们渴望得到一种在生命早期无法得到的安慰。早期的情感创伤会给你创造一种心理设定值，使你认为自己不应该得到爱和满足。你会透过这个视角观察每一种潜在的选择。当你的设定值较低时，你就能在垃圾食品或其他干扰中找到安慰。这些习惯会进一步引起身体通道的堵塞。不健康的作息也会堵塞你的身体通道，降低你的普拉那——生命能量。这些会强化你童年时的感觉，使你认为自己不值得更好的，不配感到精力充沛，但其实你是值得的。

我的建议是，要彻底改变之前的作息和习惯。即使你已经开始这样做了，你也可能在中途对其产生抗拒。即使你的身体感觉比以前更好了，大脑也会告诉你，你没必要坚持这种饮食计划，也不必进行晨间锻炼或者按时睡觉。由第二阶段进入第三阶段的时候，你需要通过冥想练习来改变你的情绪设定值，创造一个新的看待世界的视角。很快，你就会觉得这些都是很自然的事情，不论是用更健康的食物滋养自己，还是坚持每天早睡或者每天运动。你会感到压力变小了，而且更有能力建立更牢固的关系，并能做出重要的职业选择。这就是我们在第三阶段所寻求的转变。即使你已经减重成功，并获得了更好的健康状态，但变化才刚刚开始。

进入最后一个阶段时，如果你仍在努力适应新习惯，那么我建议你可以尝试以下方法：

1. 坚持冥想练习。这个很简单，你只需在睡觉前闭上眼睛静坐二十分钟。你也可以进行运动式冥想——下午把手机放在办公桌上，出去散散步。不管选择哪种方式，每天进行冥想练习都会让你关注自己脑中那些还没付诸行动的想法。如此一来，你就能知道自己真正需要的是什么。这种练习可以帮助你了解到白天的冲动只是暂时的。正念练习不仅能帮你增强意志力，还可以改变你与别人互动的方式。你可能会发现，你的人际关系随着冥想而改善了，情绪也随之稳定。

2. **有压力时，请闭上眼睛感受自己的身体**。你感到恶心吗？你的脖子僵硬吗？此时，你要关注压力对身体的现时影响。你要注意这些生理反应，然后通过调整呼吸让自己放松下来，之后再拿起手机查看电子邮件或发短信。你要用一种更强大的习惯来代替冲动，比如倾听身体的声音、检查思想。我的大多数患者一开始都无法说清楚他们为什么要这样生活。这只是他们多年来养成的习惯。从这个角度看，你要把让自己快乐的事情与让自己痛苦的事情联系起来。随着时间的推移，你自然就会知道身体的某个部位在承受压力——背部、腹部或颈部。如果你注意到了这一点，你将获得重要信息，它会告诉你如何生活，以及你生活中的哪些部分是有问题的。在设定自己的工作和家庭生活新目标时，这是一个重要的环节。这样一来，除了饮食和运动习惯外，你生活中的其他部分也会得到改善。

3. **问问自己运动的感受如何**。不要把关注点放在"做完运动"上，而要找到自己喜欢、期待的锻炼方式。每次锻炼的前几分钟，你可能会觉得自己动作迟缓，但如果你能让自己享受这项运动，那么你定会喜欢上它，因为它能赋予你生命能量（普拉那），让你充满活力。在这一阶段，我希望你能找到并专注于自己真正喜欢的运动，因为这些活动你一定能坚持下来。

4. **饮用姜汁饮料（126页）抵抗对食物的渴望**。人们常常在第一阶段饮用这种饮料，以帮助自己减小饭量、戒掉垃圾食品。如果你感觉自己又开始渴望吃东西了，那么此时你可以再次饮用这种饮料。

进入第三阶段后，你应该这样安排时间：

6:00 a.m.——起床。

6:15 a.m.——进行剧烈运动。每天仍旧20~30分钟即可，但要增加一些间断训练，因为它有助于清理身体通道，促进健康。

6:45 a.m.——增加五分钟的冥想。请按照第45页静坐式冥想的指导说明进行。如果喜欢的话，你可以增加至十五分钟。这有助于平衡情绪。

7:00 a.m.——吃一顿清淡的早餐。

8:30 a.m.——喝咖啡或茶的时间结束，开始喝水或草本茶。

10:00 a.m.——站起来活动一下，或到户外晒晒太阳。

12:00 p.m.——吃一顿健康、丰盛的午餐。

12:30 p.m.——到户外晒晒太阳。

1:00 p.m.——不要吃零食。在下午喝两三杯水或花草茶。

3:00 p.m.——站起来再走动一下。可以的话,到户外晒晒太阳。

6:30 p.m.——吃一顿清淡的晚餐。

8:30 p.m.——愉快地关掉电子设备,进行短暂的冥想。5~15分钟即可。这对改善睡眠有奇效,还能使你第二天保持愉悦的心情。

10:30 p.m.——关灯,快速进入深度恢复性睡眠。

你是否记得……

◆   尝试温和的禁食?一周选一天不吃晚餐。这是一种神奇的方法，你可以借此发现虚假饥饿与真正饥饿的区别。新陈代谢缓慢的人可能已经尝试过偶尔不吃晚餐，以看看自己在禁食至少18个小时后感觉如何。事实上这也是一种有趣的方式，可以测试自己晚上是不是真的感到饥饿。你知道自己晚餐时会有点饿，但你可能会惊讶于晚餐后饥饿感竟会快速消失。

◆ 问自己三个问题：今天为身体做了什么？今天为大脑做了什么？今天为精神做了什么？当你在工作及处理紧急情况时，时间会过得很快。但你要留意自己在经历这些的时候是如何滋养身体、如何让大脑产生新的想法、如何通过冥想和反思提升精神状态的。这三个问题的答案会告诉你，自己是如何日复一日地度过每一天的。

第三阶段的草药

以下几种草药有助于帮你清醒头脑、坚定决心，这在改变阶段十分重要。

南非醉茄（Ashwagandha）。因其治愈特性及对免疫系统的影响，这种草药有时被称为"种马的力量"。南非醉茄有助于锻炼肌肉——尤其是在进行剧烈运动时，也能平静和净化心灵。你可以将其碾成粉末，以温水或茶水搅拌，或者做成药丸，早上或者晚上服用一次即可。

婆罗米（Brahmi）。 这是一种补品，可以帮助身体适应新的压力。这种草药对大脑有益，可以增强记忆力、学习能力和大脑功能。人们说这种草药能帮助他们更清晰地思考，尤其是在生活非常忙碌的时候，但它主要是因为可以帮助人减轻压力而闻名的。它还可以减少你体内的炎症，因此在第三阶段排毒时服用这种草药是有益的。你可以将其制成250毫克的药片，早上服用。

天门冬（Shatavari）。 这种传统草药已有几个世纪的历史了，一直被用作女性生育健康的补品。它有滋补效果，可以平衡激素，增强体质。它可以帮助身体分泌雌性激素，并能消除疲劳，这意味着它有助于调节身体系统的循环。女性在接近绝经期时也可以服用这种草药，因为它有助于减缓这种转变。你可以在早上服用500毫克的药片，或者将1/4~1/2茶匙的粉末放入温牛奶或水中服用。

我可能会告诉你们完全进入这一阶段需要7~10天，但事实上，时间会更长。随着冥想练习的深入，你的身体与人生目标会完全联系起来，这一阶段则会继续发生变化。改变本质上是一个过程，而非终点。有时，改变可能比较容易维持，而有时则会面临新的挑战。身与心建立联系之后，你的生活会大有不同：你可能会在工作中遇到新的挑战，可能你的恋爱关系会改善，也可能你会变得更有信心。我的许多患者在达到这一步时告诉我，朋友们会问他们为什么看起来状态这么好。他们容光焕发，不仅仅是因为他们获得了健康，更是因为他们感觉良好。这也是我对你的期望。

制定一个健康的作息，并且坚持下来，你就能轻松地根据身体的需要进行改变。我希望你能通过这样的做法，以全新的角度认识时间，将其视为一系列机遇，而非只是"完成度"或"待完成度"的标记。

早晨你并非一定要把自己从床上拖起来，冲到办公室。相反，你可以利用这段时间补充必需的能量、燃料，进行沉思。中午你应该停下手头工作，饱餐一顿，简单运动一下，晒晒太阳，滋养身体。最重要的是，晚上应该在准备休息时重新建立与自己的联系。我在本书中说了很多关于休息与恢复的内容，因为这是现代作息中最缺乏的东西。我们如此匆忙地四处奔波，甚至忘记了如何停下来呼吸，问问自己感觉如何，看看我们是多么幸运。请回想上次在电梯里的场景：你是否按下了"关门"按钮？你是否注意到了它的磨损程度？短短几秒钟，电梯就能带你飞上高层，这很神奇，却远远不够——你觉得有必要生气，因为你已经走进了电梯，门却没关。

这种不耐烦是根深蒂固的，而阿育吠陀医学就是解药，因为它强调休息与反思。阿育吠陀医学学者很早之前就指出，活动质量取决于休息质量。这已经得到了时间生物学家的证实，他们注意到身体每天按照主循环运动，这个循环包括活动和必要的休息，两者对健康都至关重要。阿育吠陀医学也敦促人们认识身体与世界的关系，要求人们认识到自然界发生的事情也发生在身体内。这些领域紧密相连。

阿育吠陀医学提醒你注意身体的个性化需求，无须与配偶或挚友拥有完全相同的饮食或运动习惯。你必须了解自己和自己的需求。定期检查身体，你将收获关于如何好好生活的智慧。在某种程度上，阿育吠陀医学是最早的个性化医学。遵循本书中的理念，你不仅可以获得健康，还能长期维持健康。这正是我所希望的——一年四季，你都能轻松地保持健康。

致　谢

此书的完成离不开我的客户及学生的帮助，他们带我走进他们的生活，与我分享他们遇到的挑战和个人经历的旅途。他们让我对现代作息及我们与现代技术的黏性有了更深刻的了解，同时他们在改变个人生活的过程中也表现出了真正的勇气。此书让我更深刻地了解到健康的作息有助于我们找到生活目标。我从印度的乡村搬到繁忙的硅谷，在生活中遇到了许多困难。我的患者也同我一样，忙于寻求繁忙的工作与理想的健康状况之间的平衡。我们一起探索了永恒的阿育吠陀医学智慧并找到了答案，它成了此书的灵感来源。

我还想感谢特赖登特传媒公司（Trident Media）的阿曼达·安妮丝（Amanda Annis），她从最初就对这个项目展现了无尽的热情。她就像一盏指路明灯，不停地鼓励我、引导我，告诉我这本书很重要，人们需要阅读它。幸运的是，哈珀浪潮公司（Harper Wave）的凯伦·瑞纳尔迪（Karen Rinaldi）同意出版此书，初次见面就给予了我莫大的帮助。

作家米歇尔·西顿（Michelle Seaton）也对如何将阿育吠陀医学智慧与现代科学相结合的问题展现出浓厚的兴趣，如果没有她，我不可能完成此书。她能力非凡，思维敏锐，经过不懈努力创造性地解决了如何将二者相结合这个复杂的问题，并将答案写了下来——她属于真正的瓦塔-皮塔型。在我写作此书的过程中，米希尔积极调整作息，尽管会面临个人生活和工作的干扰，她还是保持了健康的作息。

我的编辑汉娜·罗宾逊（Hannah Robinson）才华横溢，工作努力，帮助我们将科学、个人故事和阿育吠陀医学智慧正确结合。本书几经易稿，不论是单个句子还是书的结构，她都兴致勃勃地提出自己的建议。

而且，她知道准时的重要性——所有作者都需要这样的帮助。哈珀浪潮公司的整个团队，包括叶莲娜·内斯比特（Yelena Nesbit）、潘妮·马克拉斯（Penny Makras）、莉迪亚·韦弗（Lydia Weaver）、莉亚·卡尔森-斯塔尼希奇（Leah Carlson-Stanisic）、艾德利斯·马丁内斯（Adalis Martinez）和艾瑞卡·巴赫伦伯格（Erica Bahrenburg），都为让此书成为一本漂亮、迷人的书做出了巨大努力。能与他们共事是一种荣幸。

我永远感谢那些为健康运动奠定基础的人，不论他们来自哪里。如果没有他们的教导，本书的内容对读者就毫无意义。

神圣的精神导师马赫什·约吉（Mahesh Yogi）是先验冥想运动的创始人，他让我对更高境界的意识有了更深入的了解，也帮助我理解了吠陀科学在现代应用中的真正本质。我最感激的是医学博士迪帕克·乔普拉（Deepak Chopra），他给予了我灵感、远见与友谊。乔普拉中心是身心医学的指路明灯，迪帕克通过研习班和写作为现代阿育吠陀医学奠定了基础。他从一开始就全身心地支持这个项目，一直是一位十分慷慨的导师。能跟随最优秀的人学习，我感到很幸运。

我还要感谢阿育吠陀医学领域的同事们，正是他们坚持不懈的努力才使阿育吠陀医学为西方世界所了解。我在马赫西大学的两位同事不断地给予我灵感，使我从吠陀智慧及其综合方法中不断受到启发。

我在阿育吠陀医学治疗中心的员工在整个过程中都给予了我坚定的支持。他们欣然适应我不断变化的作息和国际旅行，同时帮助我向患者和客户提供支持。

最后，也是最重要的，我要感谢我的妻子马妮莎（Manisha），她一直是我生命中安静却充满活力的力量。多年来，她都能完美地安排旅行与新的作息。她完全接受了我，并让我的生活在不知不觉中变得丰富、美好和幸福。她是一位极有天赋的阿育吠陀医学实践者，也是一位自力更生的作家，她一直是我的第一个读者，对我的写作提出了重要的建议。我们生育了两个孩子，玛纳斯（Manas）和萨尼卡（Sanika），他们是这本书的首批审稿人，也是首先采用书中作息建议的人。他们都是充满活力、富有爱心、颇有成就的成年人。他们无条件的爱是我收到的最宝贵的礼物。

参考文献

● ○ ◑ ●

第一章　作息的重要性

1. Laura K. Fonken, et al., "Dim Light at Night Disrupts Molecular Circadian Rhythms and Affects Metabolism," *Journal of Biological Rhythms* 28.4 (2013): 262—71, accessed July 11, 2017, doi: 10.1177/0748730413493862.

2. Christoph A. Thaiss, et al., "Transkingdom Control of Microbiota Diurnal Oscillations Promotes Metabolic Homeostasis," *Cell* 159, no. 3: 514—29.

3. K. Kiser, "Father Time," *Minn Med* 88, no. 11 (2005): 26.

第二章　利用身体的内部时钟

1. M. Garaulet, P. Gómez-Abellán, J. J. Alburquerque-Béjar, Y.-C. Lee, J. M. Ordovás, and F. A. Scheer, "Timing of food intake predicts weight loss effectiveness," *International Journal of Obesity* 37, no. 4 (2013): 604—11, doi: 10.1038/ijo.2012.229.

2. A. D. Calvin, R. E. Carter, T. Adachi, et al. "Effects of Experimental Sleep Restriction on Caloric Intake and Activity

Energy Expenditure," *Chest* 144, no. 1 (2013): 79—86, doi: 10.1378/chest.12—2829.

3. K. Van Proeyen, K. Szlufcik, H. Nielens, K. Pelgrim, L. Deldicque, M. Hesselink, P. P. Van Veldhoven, and P. Hespel, "Training in the fasted state improves glucose tolerance during fat-rich diet," *The Journal of Physiology* 588, no. 21 (2010): 4289—302, doi: 10.1113/jphysiol.2010.196493.

4. T. W. Puetz, P. J. O'Connor, and R. K. Dishman, "Effects of chronic exercise on feelings of energy and fatigue: a quantitative synthesis," *Psychological Bulletin* 132, no. 6 (2006): 866—76.

第三章　倾听身体的声音

1. H. D. Critchley, S. Wiens, P. Rotshtein, A. Ohman, and R. J. Dolan, "Neural systems supporting interoceptive awareness," *Nature Neuroscience* 7 (2004): 189—95.

2. Barnaby D. Dunn, Iolanta Stefanovitch, Davy Evans, Clare Oliver, Amy Hawkins, and Tim Dalgleish, "Can you feel the beat? Interoceptive awareness is an interactive function of anxiety- and depression-specific symptom dimensions," *Behaviour Research and Therapy* 48, no. 11 (2010): 1133—38.

3. C. Price and K. Smith-DiJulio, "Interoceptive Awareness is Important for Relapse Prevention: Perceptions of Women Who Received Mindful Body Awareness in Substance Use Disorder Treatment," *Journal of Addictions Nursing* 27, no. 1 (2016): 32—38, doi: 10.1097/JAN.0000000000000109.

4. S. N. Garland, E. S. Zhou, B. D. Gonzalez, and N. Rodriguez, "The Quest for Mindful Sleep: A Critical Synthesis of the Impact of Mindfulness–Based Interventions for Insomnia," *Current Sleep Medicine Reports* 2, no. 3 (2016): 142–51, doi: 10.1007/s40675–016–0050–3.

5. C. E. Koch, B. Leinweber, B. C. Drengberg, C. Blaum, and H. Oster, "Interaction between circadian rhythms and stress," *Neurobiology of Stress* 6, no. 57 (2017): 57–67, doi: 10.1016/j.ynstr.2016.09.001.

第四章　神奇的药物——睡眠

1. T. Ronnenberg, et al., "Social Jetlag and Obesity," *Current Biology* (May 22, 2012): 939–43.

2. G. Potter, et al., "Circadian Rhythm and Sleep Disruption: Causes, Metabolic Consequences and Countermeasures," *Endocrine Reviews* 37, no. 6 (2016): 584–608, doi: 10.1210/er.2016–1083.

3. K. Spiegel, R. Leproult, and E. Van Cauter, "Impact of sleep debt on metabolic and endocrine function," *The Lancet* 354, no. 9188 (1999): 1435–39.

4. T. Roenneberg, A. Wirz–Justice, and M. Merrow, "Life between clocks: daily temporal patterns of human chronotypes," *Journal of Biological Rhythms* 18, no. 1 (February 2003): 80–90.

5. T. Ronnenberg, et al., "Social Jetlag and Obesity," *Current Biology* 22 (May 22, 2012): 939–43.

6. M. Boubekri, I. N. Cheung, K. J. Reid, C.-H. Wang, and P. C. Zee, "Impact of Windows and Daylight Exposure on Overall Health and Sleep Quality of Office Workers: A Case-Control Pilot Study," *Journal of Clinical Sleep Medicine* 10, no. 6 (2014): 603–11, doi: 10.5664/jcsm.3780.

7. A.-M. Chang, D. Aeschbach, J. F. Duffy, and C. A. Czeisler, "Evening use of light-emitting eReaders negatively affects sleep, circadian timing, and next-morning alertness," *Proceedings of the National Academy of Sciences* 112,no. 4 (2015): 1232–37, doi: 10.1073/pnas.1418490112.

8. J. W. Pennebaker and S. K. Beall, "Confronting a traumatic event: toward an understanding of inhibition and disease," *Journal of Abnormal Psychology* 95,no. 3 (1986): 274–81.

9. K. P. Wright, A. W. McHill, B. R. Birks, B. R. Griffin, T. Rusterholz, and E. D. Chinoy, "Entrainment of the Human Circadian Clock to the Natural Light-Dark Cycle," *Current Biology* 23, no. 16 (2013): 1554–58, doi: 10.1016/j.cub.2013.06.039.

10. Ellen R. Stothard, et al., "Circadian Entrainment to the Natural Light-Dark Cycle across Seasons and the Weekend," *Current Biology* 27, no. 4: 508–13.

第六章　饮食时间

1. S. Gill and S. Panda, "A smartphone app reveals erratic diurnal eating patterns in humans that can be modulated for health benefits," *Cell Metabolism* 22, no. 5 (2015): 789–98, doi: 10.1016/j.cmet.2015.09.005.

2. S. E. la Fleur, et al., "A daily rhythm in glucose tolerance: a role for the suprachiasmatic nucleus," *Diabetes* 50, no. 6 (2001): 1237–43.

3. S. Bo, et al., "Consuming more of daily caloric intake at dinner predisposes to obesity. A 6-year population-based prospective cohort study," *PLoS One* (September 24, 2014), doi: 10.1371/journal.pone.0108467.

4. D. Jakubowicz, et al., "High caloric intake at breakfast vs. dinner differentially influences weight loss of overweight and obese women," *Obesity* 21, no. 12 (2013): 2504–12, doi: 10.1002/oby.20460.

5. D. Jakubowicz, et al., "Meal timing and composition influence ghrelin levels, appetite scores and weight loss maintenance in overweight and obese adults," *Steroids* 77, no. 4 (March 10, 2012): 323–31, doi: 10.10.1016/j.steroids.2011.12.006.

6. C. Mu, et al., "Gut microbiota: the brain's peacekeeper," *Frontiers in Microbiology* 7, no. 345, doi: 10.3389/fmicb.2016.0345.

7. W. Z. Lu, et al., "Melatonin improves bowel symptoms in female patients with irritable bowel syndrome: a double-blind placebo-controlled study," *Alimentary Pharmacology & Therapeutics* 22, no. 927 (2005): 927–34.

8. S. Gill and S. Panda, "A smartphone app reveals erratic diurnal eating patterns in humans that can be modulated for health benefits," *Cell Metabolism* 22, no. 5 (2015): 789–98, doi: 10.1016/j.cmet.2015.09.005.

第八章 在适当的时间进行适当的锻炼

1. T. W. Puetz, S. S. Flowers, and P. J. O'Connor, "A Randomized Controlled Trial of the Effect of Aerobic Exercise Training on Feelings of Energy and Fatigue in Sedentary Young Adults with Persistent Fatigue," *Psychotherapy and Psychosomatics* 77 (2008): 167—74.

2. Y. Yamanaka, et al., "Effects of physical exercise on human circadian rhythms," *Sleep and Biological Rhythms* 4: 199—206, doi: 10.1111/j.1479-8425.2006.00234.x.

3. T. Miyazaki, et al., "Phase-advance shifts of human circadian pacemaker are accelerated by daytime physical exercise," *American Journal of Physiology-Regulatory, Integrative and Comparative Physiology* 281, no. 1 (July 1, 2001): R197—R205.

4. S. S. Tworoger, et al., "Effects of a yearlong moderate-intensity exercise and a stretching intervention on sleep quality in postmenopausal women," *Sleep* 26, no. 7 (November 1, 2003): 830—36.

5. Clara Bien Peek, et al., "Circadian Clock Interaction with HIF1α Mediates Oxygenic Metabolism and Anaerobic Glycolysis in Skeletal Muscle," *Cell Metabolism* 25, no. 1: 86—92.

6. E. Ulf, et al., "Does physical activity attenuate, or even eliminate, the detrimental association of sitting time with mortality? A harmonised metaanalysis of data from more than 1 million men and women," *The Lancet* 388,no. 10051 (2016): 1302—10, doi:10.1016/S0140—6736(16)30370—1.

7. R. Mads, et al., "Body fat loss and compensatory mechanisms

in response to different doses of aerobic exercise—a randomized controlled trial in overweight,sedentary males," *American Journal of Physiology–Regulatory, Integrative and Comparative Physiology* (August 1, 2012), doi: 10.1152/ajpregu.00141.2012.

第十章　身体与四季

1. P. J. Brennan, G. Greenberg, W. E. Miall, and S. G. Thompson, "Seasonal variation in arterial blood pressure," *British Medical Journal* (Clinical Research Education) 285, no. 6346: 919—23.

2. D. J. Gordon, et al., "Seasonal cholesterol cycles: the Lipid Research Clinics Coronary Primary Prevention Trial placebo group," *Circulation* 76, no. 6: 1224—31.

3. R. Manfredini and F. Manfredini, et al., "Chronobiology of Vascular Disorders: a 'Seasonal' Link between Arterial and Venous Thrombotic Diseases?," *Journal of Coagulation Disorders* (January 2010).

4. J. M. de Castro, "Seasonal rhythms of human nutrient intake and meal pattern," *Physiology & Behavior* 50, no. 1: 243—48.

5. G. W. Lambert, C. Reid, D. M. Kaye, G. L. Jennings, and M. D. Esler, "Effect of sunlight and season on serotonin turnover in the brain," *The Lancet* 360, no. 9348 (2002): 1840—42.

6. C. N. Karson, K. F. Berman, J. Kleinman, and F. Karoum, "Seasonal variation in human central dopamine activity," *Psychiatry Research* 11, no. 2 (1984): 111—17.

7. R. D. Levitan, "The chronobiology and neurobiology of winter

seasonal affective disorder," *Dialogues in Clinical Neuroscience* 9, no. 3 (2007): 315—24.

8. C. Meyer, V. Muto, M. Jaspar, et al., "Seasonality in human cognitive brain responses," *Proceedings of the National Academy of Sciences of the United States of America* 113, no. 11 (2016): 3066—71, doi: 10.1073/pnas.1518129113.

9. X. C. Dopico, M. Evangelou, R. C. Ferreira, et al., "Widespread seasonal gene expression reveals annual differences in human immunity and physiology," *Nature Communications* 6, no. 7000, doi: 10.1038/ncomms8000.

作者简介

苏哈斯·克什尔萨加尔（Suhas Kshirsagar），阿育吠陀医学外科学士、内科博士，印度人，世界著名的阿育吠陀医学医生、教育家，北加利福尼亚阿育吠陀医学治疗及中和保健诊所主任，《热腹饮食》（*The Hot Belly Diet*）一书的作者。他拥有阿育吠陀医学学士学位，并以享誉盛名的浦那大学金牌医学博士（阿育吠陀医学内科博士学位）的身份担任了三年住院医师。现为乔普拉中心的顾问、咨询师，同时也是几家阿育吠陀医学机构的教员。

https://www.ayurvedichealing.net/

http://www.drsuhas.com/